Kohlhammer

Ratgeber im W. Kohlhammer Verlag

Hermann Delbrück

- *Bauchspeicheldrüsenkrebs*
- *Brustkrebs*
- *Chronische Leukämien*
- *Darmkrebs*
- *Eierstockkrebs*
- *Ernährung für Krebserkrankte*
- *Knochenmark- und Stammzelltransplantation nach Krebs*
- *Krebsschmerz*
- *Künstlicher Darmausgang nach Krebs*
- *Lungenkrebs*
- *Magenkrebs*
- *Non-Hodgkin-Lymphome*
- *Plasmozytom/Multiples Myelom*

Ewald Becherer/Adolf Schindler
- *Endometriose*

Gian Domenico Borasio/Ingeborg Maria Husemeyer
- *Ernährung bei Schluckstörungen*

Jürgen Claus/Gerhard Blümchen
- *Vor und nach einer Herzoperation*

Gerhard Hiendlmayer
- *Gerinnungshemmer*

Sabine Morgan
- *Wenn das Unfassbare geschieht –
  vom Umgang mit seelischen Traumatisierungen*

Freya Reinhard/Jens J. Kirsch
- *Hämorriden und der kranke Enddarm*

Peter Reisky
- *Osteoporose*

Anke Rohde
- *Rund um die Geburt eines Kindes:
  Depressionen, Ängste und andere psychische Probleme*

Markus Stücker/Stefanie Reich/Peter Altmeyer
- *Venenerkrankungen*

Tewes Wischmann/Heike Stammer
- *Der Traum vom eigenen Kind*

Hermann Delbrück

Prostatakrebs

Rat und Hilfe
für Betroffene und Angehörige

4., überarbeitete Auflage

Verlag W. Kohlhammer

4., überarbeitete Auflage 2004

Alle Rechte vorbehalten
© 1993/2004 W. Kohlhammer GmbH Stuttgart
Umschlag: Data Images GmbH
Gesamtherstellung:
W. Kohlhammer Druckerei GmbH + Co. Stuttgart
Printed in Germany

ISBN 3-17-018623-X

Inhalt

Vorwort des Verfassers

Dieser Ratgeber ist für Patienten, ihre Angehörigen und all diejenigen gedacht, für die es wichtig ist, über den Prostatakrebs, die möglichen Therapien und über die eventuellen Auswirkungen auf Körper, Seele und auf die soziale/berufliche Versorgung informiert zu sein.

Der rasante Fortschritt in der Prostatakrebsnachsorge und -rehabilitation während der letzten Jahre ist unverkennbar. Insbesondere die therapeutischen Möglichkeiten bei Fortschreiten des Tumorleidens sind vielfältiger geworden. Eine Überarbeitung der letzten Auflage dieses Ratgebers war daher dringend notwendig.

Oft kann von den Krankenhausärzten nicht die nötige Zeit aufgebracht werden, um auf die vielen Fragen der Krebspatienten ausführlich einzugehen. Der Ratgeber soll daher eine Hilfe für diese häufig unter Zeitdruck stehenden Ärzte darstellen. Er soll die Patienten jedoch auch dazu ermuntern, Fragen zu stellen, damit sie ihre Krankheit besser begreifen, ihr Schicksal meistern und bessere Vorsorge treffen können. Gleichzeitig kann er dabei helfen, aus Behandelten Handelnde zu machen. Zahlreiche Probleme lassen sich bei Kenntnis der in dem Ratgeber angegebenen Hilfen frühzeitig verhindern, lindern oder sogar beseitigen.

Dieses Buch enthält viele Fragen zur Krankheit, zur Nachsorge und zur Krankheitsprophylaxe, die mir Patienten mit Prostatakrebs während meiner bisherigen Tätigkeit in der Krebsrehabilitation und -nachsorge immer wieder stellten. Es geht aber auch auf viele Fragen ein, die die Betroffenen erfahrungsgemäß nicht stellen, sei es aus Unwissen, einer unbewußten Verdrängung, mangelndem Mut, sei es auch, weil sie den Arzt hierfür nicht für zuständig halten.

In diesem Ratgeber werden auch Fragen und Antworten aufge-
führt, die für manche Pharmahersteller, Ärzte und Patienten unan-
genehm und möglicherweise auch verunsichernd sind. Dies trifft
insbesondere auf gewisse »Alternativtherapien« zu. Ich habe dies
trotz der möglicherweise auf mich zukommenden Schwierigkeiten
gewagt. Allzu häufig mußte ich nämlich während meiner bisherigen Tätigkeit die Erfahrung machen, daß verzweifelte Patienten
nicht nur »Haus und Hof« für Therapien mit fraglicher Wirksamkeit verloren, sondern daß durch diese Therapien wirksamere Behandlungen versäumt wurden.

Dieser Ratgeber befaßt sich mit Fragen der Nachbetreuung. Während meiner langjährigen Tätigkeit auf diesem Gebiet wurde mir
aber auch die Bedeutung der Vorsorge und Prävention immer be-
wußter. Es kann kein Zweifel daran bestehen, daß Vorsorge besser
als Nachsorge ist. Auch in der Nachsorge muß die Vorsorge und
Prävention sehr ernst genommen werden.

Bei der Abfassung dieses Ratgebers bin ich mir der Schwierigkeiten und der zu erwartenden Kritik bewußt gewesen. Die Kritik
wird sich möglicherweise weniger auf das Inhaltliche beziehen als
auf die Tatsache, daß überhaupt ein derartig differenzierter, in die
Einzelheiten gehender Ratgeber denjenigen in die Hände gegeben
wird, die nach Meinung mancher Kritiker ihre Erkrankung eher
vergessen als sich mit ihr auseinandersetzen sollten. Daß ich mich
über diese Kritik ganz bewußt hinwegsetze, rührt von dem Vor-
wurf Betroffener und deren Angehöriger her, daß die geschönte
Prognose sie daran gehindert hat, Dinge in die Wege zu leiten, die
sie getan hätten, wenn sie um den Ernst ihrer Lage gewußt hätten.
Heute hat jeder Laie im Internet und durch Fachliteratur Zugang
zu Fachinformationen, so auch zu Daten zur Lebenserwartung
von Patienten mit Prostatakrebs. Bedauerlich ist, daß diese häufig
jedoch zu Mißverständnissen Anlaß geben und – mindestens ebenso schlimm – die Betroffenen mit diesen Informationen allein ge-
lassen werden.

Dieser Ratgeber soll Anregungen und Hilfen für das Gespräch mit
dem Arzt geben. Aufklärung beinhaltet zwar im wesentlichen In-
formationsvermittlung, entscheidend ist jedoch die gleichzeitig

vermittelte emotionale Unterstützung bei der Verarbeitung der Information. Leider besprechen manche Ärzte die essentiellen Fragen der Lebenserwartung mit den Betroffenen und deren Angehörigen nur dann, wenn sie von diesen hierzu aufgefordert werden. Dieser Ratgeber soll zu Fragen ermuntern und eine konkrete Basis für ein Gespräch liefern.

Ohne die möglichen Vorteile einer Verdrängung bei Krebspatienten leugnen zu wollen, möchte ich jedoch darauf hinweisen, daß eine derartige Verdrängung aus mehreren Gründen heute im Gegensatz zu früher nicht sinnvoll ist. Die Krebstherapie vermag heute wirksame Hilfen zu geben. Die meisten Patienten möchten und müssen über ihre Diagnose aufgeklärt werden; hieraus ergeben sich zahlreiche Fragen, auf die eingegangen werden muß. Viele mit der Erkrankung verbundene Ängste erwachsen daraus, daß der Betroffene nicht weiß, wie er die Situation einschätzen soll oder was ihn erwartet.

Es ist besser, wenn die Betroffenen und Angehörigen durch diesen Ratgeber als durch die »Regenbogenpresse«, »Gesundbeter«, »Geschäftemacher« oder auch unkommentierte Zahlen im Internet aufgeklärt werden. Die Schulmedizin bietet heute mehr Möglichkeiten, als viele annehmen. Der rasante Fortschritt in der Krebsnachsorge während der letzten Jahre ist unverkennbar. Insbesondere die therapeutischen Möglichkeiten bei Fortschreiten des Tumorleidens haben zugenommen. Diese Möglichkeiten sollten genutzt werden.

Den ärztlichen und nichtärztlichen Mitarbeitern meiner Klinik, besonders jedoch vielen Betroffenen, danke ich für die zahlreichen Anregungen und Hilfen bei der Erstellung dieses Ratgebers.

Professor Dr. Hermann G. Delbrück
Arzt für Innere Medizin und Hämatologie-Onkologie,
Arzt für physikalische und rehabilitative Medizin
Chefarzt der Tumornachsorge- und Rehabilitationsklinik
Bergisch-Land

Wuppertal-Ronsdorf, im Sommer 2004

Geleitworte

Geleitwort der Deutschen Krebsgesellschaft

Der Prostatakrebs ist mittlerweile in der Bundesrepublik Deutschland die häufigste Krebserkrankung von Männern. Pro Jahr wird die Erkrankung bei ca. 32 000 Männern neu diagnostiziert. Während die Erkrankung bei unter 50jährigen Männern selten ist, zeigt die Zahl der Neuerkrankungen einen deutlichen Anstieg mit zunehmendem Alter. Aufgrund der demographischen Entwicklung in der Bundesrepublik Deutschland wird daher die Zahl der Prostatakrebserkrankungen in den nächsten Jahren noch deutlich zunehmen. Die Zahl der auf das Prostatakarzinom zurückzuführenden Todesfälle beträgt ca. 12 000 pro Jahr. In der Rangliste der Krebstodesursachen steht das Prostatakarzinom bei Männern an dritter Stelle.

Aus dem großen Unterschied zwischen der Zahl der Neuerkrankungen und der durch Prostatakrebs versterbenden Menschen ist zu sehen, daß die Erkrankung bei vielen Menschen geheilt werden kann und es eine große Gruppe von Menschen gibt, die mit der Erkrankung leben können und bei denen andere Erkrankungen und nicht der Prostatakrebs die Lebenserwartung bestimmen.

Im Gegensatz zur Häufigkeit des Prostatakrebses steht die geringe Aufmerksamkeit der Öffentlichkeit für diese Erkrankung. Dieses

Buch dient dazu, das Wissen über die Erkrankung zu fördern. Entscheidungen werden in der Medizin heutzutage nicht mehr über, sondern mit dem Patienten getroffen. Informierte und in die Entscheidung mit einbezogene Patienten sind deutlich zufriedener und gewissenhafter in der Therapiedurchführung. Im Rahmen der Erkrankung Prostatakrebs stehen viele solche Entscheidungen an, die vom behandelnden Arzt mit dem Patienten zusammen getroffen werden müssen. Dies fängt bei der Frage an, ob Früherkennungsuntersuchungen durchgeführt werden sollen; nicht bei allen Männern ist dies sinnvoll. Solche Entscheidungen stehen an, wenn zwischen verschiedenen Therapieverfahren, die zur Behandlung zur Verfügung stehen, entschieden werden soll, z.B. Operation oder Bestrahlung. Mit einzubeziehen in solche Entscheidungen sind die Nebenwirkungen der Therapie. Viele Fragen ergeben sich darüber hinaus, nachdem die Erkrankung festgestellt und eine Erstbehandlung eingeleitet worden ist. Auch in dieser Situation gibt dieser Ratgeber umfassende, verläßliche und hilfreiche Informationen.

Die Deutsche Krebsgesellschaft empfiehlt den Ratgeber nachdrücklich allen, die direkt oder indirekt mit Prostatakrebs zu tun haben.

Als große wissenschaftliche Fachgesellschaft versteht sich die Krebsgesellschaft auch als Patientenorganisation. Getreu unserem Motto »Durch Wissen zum Leben« ermutigen wir Sie, sich aktiv und zuversichtlich mit dem Thema Prostatakrebs auseinanderzusetzen, sich zu informieren und als aufgeklärter Patient ein Partner im Rahmen der Behandlung zu sein.

Prof. Dr. med. K. Höffken
Präsident der Deutschen Krebsgesellschaft e.V.

Geleitwort der Deutschen Krebshilfe

Als Frau Dr. Mildred Scheel 1974 die Deutsche Krebshilfe ins Leben rief, verfolgte sie zunächst zwei Ziele. Sie wollte

1. das Krebsproblem, das trotz größter gesundheitspolitischer Bedeutung für die meisten Menschen kein Thema war, aus der Tabu-Zone holen und
2. darüber hinaus bei den Bürgern ein Bewußtsein für die Eigenverantwortung bei der Bekämpfung dieser Volkskrankheit wecken.

Seitdem sind Aufklärung der Öffentlichkeit, Information der Patienten und Förderung des Selbsthilfegedankens immer wesentliche Anliegen der Deutschen Krebshilfe gewesen und werden es auch weiterhin bleiben.

Selbsthilfe setzt Wissen und Information voraus. Eigen- und Fremdverantwortung, wie sie in den Selbsthilfegruppen praktiziert werden, verlangen »mündige Patienten«. Aufgeklärte Patienten vermögen sich nicht nur selber zu helfen, sondern auch Hilfe an andere weiterzugeben bzw. in die Wege zu leiten. Die Idee der Selbsthilfe schließt gegenseitige Hilfe mit ein.

Dieser Ratgeber für Betroffene mit ausführlichen medizinischen, sozialen, psychischen und beruflichen Hilfen ist wie immer zu begrüßen.

Natürlich soll der von Herrn Kollegen Delbrück völlig überarbeitete Ratgeber niemals den professionellen ärztlichen Rat, die fachkompetente Hilfe des Sozialarbeiters, den beruflichen Beistand der Rentenversicherungen und Arbeitsämter ersetzen. Er soll vielmehr die Arbeit dieser professionellen Helfer erleichtern und unterstützen. Er soll bei den Patienten Verständnis für die notwendigen diagnostischen, therapeutischen und rehabilitativen Maßnahmen wecken und sie so zu kompetenteren und informierteren Gesprächspartnern machen.

Prof. Dr. Sabine von Kleist
Vorstandsmitglied der Deutschen Krebshilfe e.V.

1 Wie kommt es eigentlich zu Prostatakrebs?

Fragen zu Ursachen und Verlauf der Erkrankung

1. Was sind eigentlich die Aufgaben der Prostata? Wo liegt sie?

Die Prostata, auch Vorsteherdrüse genannt, ist Teil der männlichen Geschlechtsorgane. Sie hat die Größe einer Kastanie und liegt räumlich vor dem Mastdarm und unter der Harnblase. Sie umschließt den Anfangsteil der Harnröhre (Abbildung 1.1).
Die Prostata besteht aus einem inneren und äußeren Teil, auch Innen- und Außendrüse genannt. Karzinome entstehen vorrangig im äußeren Teil und sind daher auch in der Regel vom Enddarm her mit dem Finger gut zu tasten.
Ihren Namen »Vorsteherdrüse« hat sie daher, daß sie vom Damm (Symphyse) her gesehen vor der Blase steht (Abbildungen 1.1 und 1.2). Ihre Hinterfläche ist dem Mastdarm zugewendet, weswegen sie vom Mastdarm aus gut getastet werden kann. Die Vorderfläche der Prostata kann hingegen durch die tastenden Finger nicht beurteilt werden (Abbildungen 1.1 und 1.2).
Die Prostata spielt für das Sexualleben eine wichtige Rolle. Ihre Aufgabe besteht darin, einen Teil der Betriebsflüssigkeit für die Samenfäden zu produzieren.

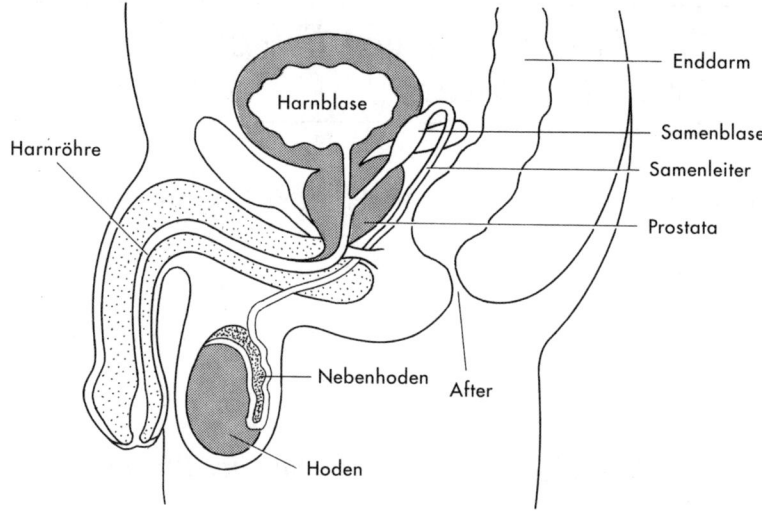

Abbildung 1.1: Die Prostata und ihre anatomische Lage in Beziehung
zu den Nachbarorganen

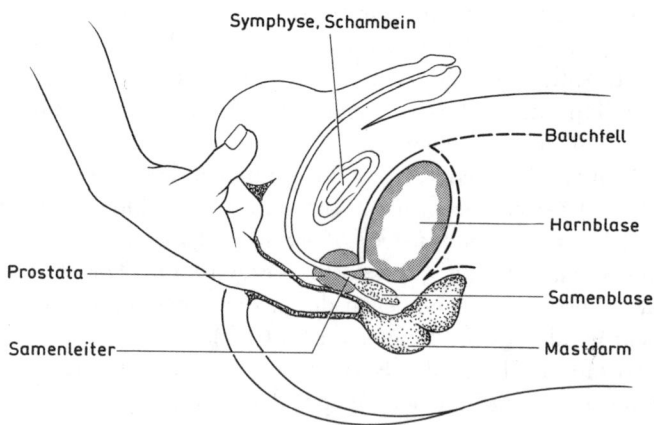

Abbildung 1.2: Untersuchung der Prostata und Bläschendrüsen vom
Mastdarm aus

2. Welche Bedeutung haben die männlichen Geschlechtshormone (Androgene) für die Prostata?

Sie werden im Hodengewebe und – zum kleineren Teil – auch in der Nebenniere gebildet. In der Prostatadrüse werden keinerlei Geschlechtshormone gebildet. Allerdings haben sie eine erhebliche Bedeutung für das Wachstum und die Funktion der Prostatadrüse. Auch bestehen offensichtliche Zusammenhänge mit der Krebsentstehung; zumindest im Tierversuch läßt sich durch Testosteronüberschuß Prostatakrebs erzeugen. Ähnlich dem Brustkrebs der Frau ist der Prostatakrebs hormonempfindlich. So läßt sich durch Testosteronentzug allein die Größe der Prostatadrüse um etwa 40 % verkleinern und das Krebswachstum verlangsamen. Das Wachstum eines bestehenden Prostatakarzinoms wird durch Testosterongabe gefördert.
Prostatakarzinome treten nicht auf, wenn keine männlichen Hormone produziert werden. Eunuchen haben niemals ein Prostatakarzinom! Andererseits ist gerade in einem Alter, in dem natürlicherweise die Produktion männlicher Hormone nachläßt, das Prostatakarzinom am häufigsten zu beobachten. Weshalb dies so ist, ist nicht ganz klar.

3. Ich habe niemals Beschwerden gehabt, habe regelmäßig an den Vorsorgeuntersuchungen teilgenommen, habe immer gesund gelebt und bin schließlich trotzdem am Prostatakrebs erkrankt. Der Krebs soll sogar schon im fortgeschrittenen Stadium sein.

Eine der Hauptmerkmale des Prostatakrebses ist, daß er am Anfang so gut wie keine Beschwerden bereitet. Hierin unterscheidet er sich im wesentlichen von den gutartigen Prostataadenomen, die

– weil sie in der Nähe der Harnröhre liegen und so den Harnabfluß behindern – wesentlich frühzeitiger Beschwerden bereiten.
Auch im Spätstädium mit Absiedlungen im Skelett kommt es häufig zu so unspezifischen Symptomen wie »Rheumaschmerzen«
und »Leistungsminderung«, so daß der Krebs häufig zu spät erkannt wird. Die Symptomarmut ist der Grund dafür, daß große
Anstrengungen unternommen werden, möglichst viele Männer zu
Vorsorgeuntersuchungen zu motivieren.

Eine gesunde Lebensweise mit Ausschluß eventueller Risikofaktoren schützt nicht mit Sicherheit vor Prostatakrebs, sondern reduziert lediglich das Risiko und verzögert das zeitliche Auftreten.
Ebenso ist es ein Irrtum zu glauben, daß Vorsorgeuntersuchungen
das Prostatakrebsrisiko vermindern könnten. Die Vorsorgeuntersuchungen sollen lediglich zur möglichst frühzeitigen Erkennung
und damit zu einer erfolgversprechenden Behandlung führen.

Auch ist eine ergebnislose Routinevorsorgeuntersuchung mit dem
Finger (digitale Untersuchung) nicht etwa eine Garantie dafür, daß
kein Krebs vorliegt. So gibt es Prostatakarzinome, die so klein
sind, daß sie sich der Feststellung mit dem Finger entziehen. Ein
Krebs, der sich an der Vorderseite der Prostata befindet, ist im übrigen durch die Untersuchung mit dem Finger so gut wie nicht
feststellbar. Immerhin 10 % aller Prostatakarzinome liegen so ungünstig. Die Empfindlichkeit der Vorsorgeuntersuchung mit dem
Finger beträgt etwa 70 bis 80 %. Die Aussagekraft der Vorsorgeuntersuchung kann durch zusätzliche Ultraschalluntersuchungen
mit eventuellen Gewebeentnahmen und durch die Bestimmung
von Tumormarkern noch erhöht werden. Der Tumormarker PSA
hat eine hohe Aussagekraft und sollte daher beim geringsten Verdacht bestimmt werden.

4. Wieviele Prostatakrebspatienten gibt es in Deutschland?

Man rechnet mit etwa 28 000 neuerkrankten Patienten jährlich in Deutschland (Stand 2003). Die Anzahl der sich in der Nachsorge befindenden Patienten, die früher einen Prostatakrebs hatten, ist jedoch wesentlich größer. Man schätzt sie auf über 140 000. Jenseits des fünfzigsten Lebensjahres ist das Prostatakarzinom die häufigste bösartige Erkrankung beim Mann.
Das Prostatakarzinom ist heute die häufigste Krebsform bei Männern in den westlichen Ländern. Das Risiko eines männlichen Neugeborenen, im späteren Leben an einem Prostatakrebs zu erkranken, wurde für die Bevölkerung der USA mit etwa 13 % berechnet, das Risiko, daran zu sterben, mit 3 %.

5. Ich habe gehört, daß die Prostatakrebshäufigkeit zugenommen hat. Stimmt das?

Zweifellos gibt es heute wesentlich mehr Prostatakarzinompatienten als früher. Das Prostatakarzinom ist mittlerweile in den westlichen Industrieländern zur häufigsten Tumorerkrankung des Mannes geworden.
Diese Tatsache läßt sich allerdings nicht etwa damit erklären, daß die zu Prostatakrebs führenden Ursachen heute häufiger sind. Eine viel plausiblere Erklärung ist, daß die Menschen heute älter werden als früher, also häufiger als früher ein Alter erreichen, in dem ein Prostatakarzinom entstehen kann. Der Prostatakrebs ist nämlich der typische Alterskrebs! Ein weiterer Grund für die häufigere Diagnose des Prostatakrebses ist, daß wir heute über bessere Erkennungsmöglichkeiten verfügen. Besonders die routinemäßige Bestimmung des prostataspezifischen Antigens (PSA) bei den Vorsorgeuntersuchungen hat dazu geführt, daß Prostatakarzinome heute frühzeitiger und häufiger erkannt werden.

In diesem Zusammenhang muß auch darauf hingewiesen werden,
daß ein nicht kleiner Anteil der zufällig entdeckten Prostatakarzinome klinisch latent ist, d.h. keine Beschwerden macht und voraussichtlich auch niemals Beschwerden bereiten und damit be-
handlungsbedürftig wird.

6. Bestehen geographische Häufigkeitsunterschiede beim Auftreten des Prostatakarzinoms?

Es gibt beträchtliche geographische Unterschiede. Besonders häu-
fig ist der Prostatakrebs bei den schwarzen Einwohnern der USA.
Sehr viel seltener hingegen wird der Prostatakrebs in China und
Japan festgestellt.
In Europa sind England und Dänemark die Regionen mit der geringsten und Schweden die Region mit der größten Häufigkeit.
Deutschland nimmt eine Mittelstellung ein. Interessant ist, daß bei
japanischen Auswanderern das Erkrankungsrisiko sich mit der
Zeit zunehmend dem des Gastlandes anpaßt. Diese Beobachtung
wird als Argument für den möglichen Einfluß von Umwelteinflüs-
sen, speziell der Ernährung, angeführt.

7. Warum ist der Prostatakrebs im Alter so häufig?

Die zum Ausbruch einer Prostatakrebserkrankung führenden Einflüsse müssen offensichtlich längere Zeit einwirken, bis es schließlich zu der Krebsmanifestation kommt. Man schätzt 30 bis 50
Jahre. Übrigens ist es häufig so, daß der Prostatakrebs schon seit
vielen Jahren besteht, jedoch vor der Diagnose keinerlei Beschwerden bereitet hat. Bei 30 bis 40% der Männer im Alter von mehr
als 50 Jahren kann man mikroskopisch kleine Krebsherde feststellen, die allerdings in den meisten Fällen bis ins hohe Alter hinein

im Ruhestadium (Latenzstadium = latente Tumoren) verharren, sich aber bei einigen wenigen zu bösartigen Tumoren, die Beschwerden bereiten, entwickeln. Warum sich einige Tumorzellen so lange so ruhig verhalten, andere sich hingegen sehr rasch vermehren, ist wissenschaftlich nicht eindeutig geklärt.

8. Besteht ein Zusammenhang zwischen der »Altersprostata« und dem Prostatakrebs?

Es besteht keinerlei Zusammenhang.

Mit »Altersprostata«, auch Prostataadenom oder Prostatahyperplasie genannt, bezeichnet man eine gutartige Vergrößerung der Prostata. Mit zunehmendem Alter wird die Prostata größer. Das ist ganz normal und bedarf nur bei Beschwerden einer Behandlung.

Man unterscheidet an der Prostata zwischen den Innendrüsen und den für die Funktion wesentlichen Außendrüsen. Bei der Altersprostata kommt es im allgemeinen zu einem verstärkten Wachstum der inneren Drüsen; beim Prostatakarzinom hingegen kommt es in 90 % der Fälle zu einem ungeordneten Wachstum der Außendrüsen. Die Altersprostata ist kein Vorläufer eines Karzinoms.

»An einer Altersprostata erkrankt zu sein«, bedeutet aber nicht, daß man vor Krebs gefeit ist. Häufig kann man nämlich beide Erkrankungen haben, d.h., in einer gutartig vergrößerten Prostata kann sich auch ein Krebs entwickeln.

9. Welche Risikofaktoren begünstigen die Entstehung einer Prostatakrebserkrankung?

Neben hormonellen Faktoren werden diätetische Einflüsse verantwortlich gemacht. Eine fettreiche und faserarme Ernährung mit

einem hohen Cholesteringehalt und einem hohen Anteil an rotem
Fleisch soll mit einem höheren Prostatakrebsrisiko einhergehen,
eine vegetarische Kost dagegen das Risiko senken. Sportliche Aktivität reduziert das Erkrankungsrisiko. Übergewichtige sollen häufiger als Normalgewichtige an Krebs erkranken. Daß Japaner seltener
an Prostatakrebs erkranken, führt man u.a auf deren geringeres
Gewicht zurück, aber auch auf den Schutzeffekt von bioaktiven,
sekundären Pflanzenstoffen in der Ernährung, besonders auf Soja.
Die Behauptung, daß sich sexuelle Abstinenz schützend auswirken
könne, entbehrt jeglicher wissenschaftlicher Grundlage. Eher gibt
es Gegenbeweise. So soll eine Beziehung zwischen der Unterdrük-
kung sexueller Aktivitäten im frühen Lebensalter und der Entstehung des Prostataadenoms bestehen. Lange stand Kadmium als
möglicher Umweltfaktor unter Verdacht. Zusammenhänge mit
seelischen Faktoren, mit Streß und physikalischen Belastungen
wie Radioaktivität und Strahlen werden zwar immer wieder ge-
sucht, konnten bislang jedoch niemals eindeutig bestätigt werden.
Auch eine Virusinfektion wird von manchen Wissenschaftlern als
Ursache in Betracht gezogen. Eine Beziehung zwischen chronischen Prostataentzündungen (Prostatitis) und Prostatakrebser-
krankungsrisiko konnte bislang nicht festgestellt werden.
Eine gewisse Bedeutung scheint die genetische Prädisposition zu
haben. So gibt es Familien, in denen Prostatakrebs über mehrere
Generationen hinweg die Todesursache war. Man nimmt an, daß
bei etwa jedem zehnten Prostatakarzinompatienten eine erbliche
Veranlagung vorliegt.

Tabelle 1.1: Risikofaktoren für das spätere Auftreten eines Prostata-
            krebses

- ethnische Einflüsse
- genetische Prädisposition
- fettreiche, überkalorische Ernährung
- wenig Gemüse, wenig Ballaststoffe in der Ernährung
- androgenhaltige Stärkungsmittel

10. Mein Vater und mein Großvater litten auch an einem Prostatakrebs. Ist das Prostatakarzinom vererblich? Ich habe Angst, daß meine beiden Söhne später ebenfalls erkranken.

Brüder und Söhne betroffener Patienten erkranken häufiger und durchschnittlich zehn Jahre früher an diesem Tumor. Ein vermehrtes Vorkommen von Prostatakrebs in einzelnen Familien braucht jedoch nicht unbedingt für vererbliche Faktoren zu sprechen; zum einen ist die Zufallswahrscheinlichkeit bei dieser doch sehr häufigen Erkrankung relativ hoch, und zum anderen gibt es in der familiären Umwelt häufig gemeinsam einwirkende, nicht genetisch bedingte Risikofaktoren. Hierzu gehört beispielsweise die Ernährung. Näheres zum Einfluß der Ernährung auf die Krebserkrankung finden Sie in dem Ratgeber »Delbrück: Ernährung für Krebskranke« (siehe Literaturauswahl).
Andererseits gibt es spezielle Genveränderungen, die man überproportional häufig bei Prostatakrebserkrankten findet und die den Ausbruch der Erkrankung begünstigen können. Hierzu gehören das Gen MSR1 und Genveränderungen, die sich auf dem Chromosom 1 in Position 1q42,2-43 und q24-25 befinden. Träger dieser vererbbaren Chromosomenanomalien haben ein deutlich erhöhtes Risiko, später an einem Karzinom zu erkranken.
Sicherheitshalber sollten Prostakrebserkrankte, die jünger als 45 Jahre sind, eine genetische Untersuchung machen lassen, da sich das Karzinom bei Genträgern wesentlich früher manifestiert als bei Personen ohne die vererbliche Veranlagung. Eine genetische Untersuchung ist auch vorteilhaft bei all denjenigen, bei denen ein gehäuftes Auftreten eines Prostatakarzinoms bei Verwandten ersten Grades beobachtet wird, also bei Brüdern, Väter und Söhnen. Außerdem sollten sie die Früherkennungsmaßnahmen frühzeitig in Anspruch nehmen.

11. Welchen Einfluß hat die Ernährung auf die Entstehung von Prostatakrebs?

Eine fleisch- und fettreiche Ernährung soll mit einem höheren Prostatakrebsrisiko einhergehen. Insbesondere die tierischen Fette sollen die Krebsentstehung begünstigen. Warum das so ist, ist nicht eindeutig geklärt. Eine Hypothese lautet, daß der Körper aus Cholesterin männliche und weibliche Geschlechtshormone aufbauen kann, die wiederum einen Einfluß auf die Krebsentstehung haben.

Eine andere Hypothese besagt, daß weniger die Fettzufuhr als die Höhe der Energiezufuhr für das Fortschreiten der Erkrankung von Bedeutung sei. Das Prostatakrebsgewebe soll bei geringer Kalorienaufnahme nur langsam wachsen und erst sehr spät Beschwerden bereiten.

Ein niedriger Ballaststoffgehalt führt nach Meinung einiger Wissenschaftler zu einem erhöhten Androgenspiegel, was sich angeblich negativ auswirkt.

Faserreiche Lebensmittel erhöhen die Konzentration des sexualhormonbindenden Globulins (SHBG). Dieses Eiweiß bindet und neutralisiert die wachstumsstimulierenden Sexualhormone.

Eine an bestimmten Obst- und Gemüsesorten (vor allem Kohl, Brokkoli und verwandte Sorten), Sojaprodukten und Vollkornerzeugnissen reiche Ernährung soll das Krebsrisiko senken. Belegt wird dies mit Ergebnissen aus Versuchen an Zellkulturen, in denen ein hemmender Effekt von Soja auf die Tumorzellen nachgewiesen werden konnte. Ebenso wie beim Brustkrebs sollen die in Sojaprodukten enthaltenen Isoflavone auf molekularer Ebene die Kanzerogenese bei dem hormonabhängigen Prostatakarzinom in mannigfaltiger Weise beeinflussen.

Eine mögliche krebshemmende Wirkung haben angeblich manche pflanzliche Lebensmittel wie Brokkoli und Rosenkohl. Sie regen die Körperzellen zur Bildung des schützenden Enzyms Glutathion-Transferase an. Besonders dem Vitamin E und dem Eisen werden protektive Eigenschaften zugeschrieben, was möglicherweise auf deren oxidativer Wirkung beruht.

Risikopatienten sollten die in der Tabelle 1.2 aufgeführten Ernährungsempfehlungen beherzigen.

Tabelle 1.2: Läßt sich das Prostatakrebsrisiko durch die Ernährung vermindern? Empfehlungen für besonders Gefährdete.

1. Fettverzehr (besonders tierische Fette) einschränken
2. Kalorienreduzierung und Gewichtsregulierung vornehmen
3. Auf reichlich Obst und Gemüse in der Ernährung achten
4. Brokkoli und Rosenkohl sollen schützen
5. Beta-Karotinhaltiges Gemüse und Obst

12. Welche Rolle spielt die Immunabwehr bei der Prostatakrebsentstehung?

Zusammenhänge sind vorstellbar, jedoch nicht erwiesen. Wenn überhaupt, dann sind die immunologischen Störungen sehr lokaler Art. Es ist sehr unwahrscheinlich, daß durch eine generelle Störung des Immunsystems lokale Störungen wie die eines Prostatakrebses entstehen.
Die Schwächung der Immunabwehr kann altersbedingt sein, kann Folge einer die Immunabwehr beeinträchtigenden Therapie sein, aber auch als Auswirkung einer ständigen Anforderung und schließlich Überforderung auftreten.

13. Ich habe gehört, daß sich hinter der Bezeichnung »Prostatakrebs« die verschiedensten bösartigen Erkrankungen mit völlig unterschiedlichen Eigenschaften und Verläufen verbergen können.

Es gibt in der Tat bösartige und weniger bösartige Prostatakrebse, ja es gibt sogar gutartige Prostatatumoren. Sie können nur bei der

feingeweblichen Untersuchung – und selbst dies häufig nur
schwierig – voneinander unterschieden werden. Für den behandelnden Arzt ist die genaue Kenntnis des feingeweblichen Typs
und darüber hinaus die Hormonempfindlichkeit der Zellen sehr
wichtig, da sich die Behandlung und die Nachsorgeuntersuchungen danach richten. Die unterschiedliche Bösartigkeit, der Verlauf,
das lokale Wiedererkrankungsrisiko und die unterschiedlichen
Therapien ergeben sich unter anderem aus den Prognosefaktoren
(siehe Kapitel 8, Tabelle 8.1).
Die Krankheit »Prostatakrebs« ist also ein sehr weitläufiger Begriff und schließt Tumoren unterschiedlichster Schweregrade,
Herkunft und Verhaltensweisen und daraus ableitend auch verschiedene Therapienotwendigkeiten ein. Viele Mißverständnisse,
fehlerhafte Therapien und Verhaltensweisen von Patienten erklären sich durch die falsche Pauschalisierung des Begriffs Prostatakrebs. Jeder Prostatakrebs ist anders; jeder Tumorpatient bedarf
daher einer individuellen Therapie und auch besonderer Berücksichtigung in der Nachsorge und Rehabilitation.

14. Was versteht man unter einem Zufallskarzinom *(incidental carcinoma)?*

Es handelt sich um einen der klinischen Untersuchung nicht zu-
gänglichen und nicht mit Beschwerden einhergehenden Tumor,
der zufällig anläßlich einer anderen Erkrankung an der Prostata
bei der Operation, z. B. wegen eines Adenoms, diagnostiziert wurde. Statistiken besagen, daß etwa 30 % der über Fünfzigjährigen
ein solch stummes (latentes) Prostatakarzinom in sich tragen. Mit
steigendem Alter nimmt die Häufigkeit dieser latenten Karzinome
exponentiell zu.
Die Frage, ob diese Tumoren zusätzlich zu der Operation einer
weiteren Behandlung bedürfen, so z. B. einer radikalen Prostatektomie, wird von den Wissenschaftlern sehr unterschiedlich beurteilt. Viele empfehlen ein abwartendes Verhalten.

Wenn keine weitere Behandlung erfolgt, müssen die Patienten allerdings regelmäßig in der Nachsorge überwacht werden. Zusätzliche Risikofaktoren müssen ausgeschaltet werden. Eine Behandlung mit Testosteronpräparaten sollte unterbleiben!

15. Welche Bedeutung hat die Einteilung in T, N und M (TNM-Klassifikation)?

Die Therapie, die Prognose und auch die Nachsorge sind u.a abhängig von der Größe und der Ausbreitung des Prostatakarzinoms. Um die Ausbreitung zu beschreiben, gibt es Klassifikationen.
Während in Amerika die Whitmore-Stadieneinteilung von A bis D am geläufigsten ist, hat sich in Europa weitgehend die TNM-Klassifikation durchgesetzt. Sie gibt die Größe des Tumors (T), die Ausbreitung in die Lymphknoten (N) und das eventuelle Vorhandensein von Fernabsiedlungen (M) an. Für den Arzt ist die Kenntnis des T-, N- und M-Stadiums insofern wichtig, da sich hiernach sein Vorgehen bei der Therapie und der Nachsorge richtet. Auch läßt sich bei Kenntnis des TNM-Stadiums mehr über den weiteren Verlauf und über die Heilungschancen des Karzinoms sagen. Das TNM-System beschreibt somit die Ausdehnung des Tumors (siehe Tabelle 1.3).
Neben der Stadieneinteilung des Tumors bestimmt auch die morphologische Differenzierung (Ausreifung) des Gewebes die Therapie und die Prognose. Sie reicht von G1 (sehr gut differenziert) bis G4 (sehr schlecht differenziert; Tabelle 1.4). Neben diesem Grading von G1 bis G4 gibt es noch das Grading-System nach Gleason, das fünf Wachstumsmuster von Gleason-Grad 1 (sehr gut differenziert) bis Gleason-Grad 5 (sehr niedrig differenziert) unterscheidet.

Tabelle 1.3: TNM-Stadieneinteilung des Prostatakrebses

T-Stadien (Ausbreitung des Tumors):

T1:   klinisch nicht erkennbarer Tumor, der mit dem Finger nicht getastet und mit der Sonographie nicht erkannt werden kann.

T2:   Der Tumor ist auf die Prostata begrenzt.

T2a: Der Tumor befällt die Hälfte eines Lappens oder weniger.

T2b: Der Tumor befällt mehr als die Hälfte eines Lappen, aber nicht beide Lappen.

T2c: Der Tumor befällt beide Lappen.

T3:   Der Tumor hat die Prostatakapsel durchbrochen.

T3a: Der Tumor hat nur an einer Seite die Kapsel durchbrochen.

T3b: Der Tumor hat an beiden Seiten die Kapsel durchbrochen.

T3c: Der Tumor hat die Samenblase befallen.

T4:   Der Tumor ist fixiert und hat Nachbarstrukturen befallen.

T4a: Der Tumor hat den Blasenhals oder den äußeren Schließmuskel oder den Enddarm befallen.

T4b: Der Tumor hat die Beckenbodenmuskulatur befallen oder ist an die Beckenwand fixiert.

N-Stadien (betroffene Lymphknoten):

N0:   Keine regionären Lymphknoten befallen.

N1:   Metastase in einem Lymphknoten, der nicht größer als 2 cm ist.

N2:   Metastase in einem Lymphknoten, der größer als 2 cm ist, oder Metastasen in mehreren Lymphknoten.

N3:   Metastasen in Lymphknoten, die größer als 5 cm sind.

M-Stadien (Tochtergeschwülste):

M0:   Keine Fernmetastasen.

M1:   Fernmetastasen vorhanden.

M1b: Knochenmetastasen.

M1c: Fernmetastasen in anderen Organen.

Tabelle 1.4: Feingewebliche Differenzierung des Tumorgewebes
                (Grading)

G0	hochdifferenziert
G1	gut differenziert
G2	mäßig differenziert
G3	schlecht differenziert
G4	sehr schlecht differenziert

16. Auf meinem Entlassungsbericht steht »Prostatakrebs pT3, N1, M0, G2, R0«. Was bedeuten diese Buchstaben und Zahlen?

»p« besagt, daß die Stadieneinteilung nach der Operation in Kenntnis des Tumorgewebebefundes erfolgte. »T3« bedeutet, daß der Krebs die Prostatakapsel schon überschritten hat. »N1« bedeutet, daß Lymphknoten zwar schon befallen waren, diese jedoch nicht mehr als maximal 2 cm im größten Durchmesser betrugen. »M0« heißt, daß es noch nicht zu Fernabsiedlungen gekommen ist. »G2« bezeichnet ein mittelgradig differenziertes Gewebe. »R0« besagt, daß der Chirurg glaubt, sämtliches Tumorgewebe entfernt zu haben. Bei »R1« oder gar »R2« wäre dies nicht der Fall. Es besteht noch Resttumorgewebe.

Tabelle 1.5: Fragen zur Tumorerkrankung und Therapie, die der Patient dem Arzt stellen sollte

Fragen zu/zur
- Lokalisation des Tumors
- Ausdehnung der Erkrankung (Stadium)
- Therapiestrategien, therapeutischen Möglichkeiten, Therapieentscheidungen
- Therapienebenwirkungen
- Heilungsaussichten (Prognose)
- Auswirkungen der Erkrankung und der Therapie auf Familie, auf Beruf, auf Hobbys etc.

17. Ich verstehe meinen Befundbericht (Entlassungsbericht) nicht.

Jeder Patient hat das grundsätzliche Recht, über die Krankheit und ihren Verlauf von dem behandelnden Arzt aufgeklärt zu werden. Vielen Menschen fehlen die erforderlichen Fachkenntnisse, und deshalb sind sie im direkten Gespräch mit dem Arzt überfordert. Wenn Sie etwas nicht verstehen, fragen Sie ruhig nach. Das Nächstliegende ist, alles für Sie Unklare in dem Arztbrief zu kennzeichnen oder aufzuschreiben und einen Arzt um Erklärungen zu bitten. Ärzte können nicht bei jedem Patienten erkennen, wieviel Informationen gewünscht sind. Deswegen ist es günstig, wenn Fragen vorbereitet werden (Tabelle 1.5, Tabellen 2.1 bis 2.3).

18. Läßt sich vorhersagen, ob man gute oder schlechte Überlebenschancen hat?

Es gibt grobe Anhaltspunkte, die eine Aussage hierzu gestatten. Diese Faktoren nennt man Prognosefaktoren (siehe Kapitel 8). Die Kenntnis dieser Risikofaktoren ist für den behandelnden Arzt insofern wichtig, als sie ihm bei der Entscheidung hilft, ob eine Sicherheitstherapie durchgeführt werden sollte oder nicht bzw. wie aggressiv (kurativ) die Therapie sein sollte. Die Prognosefaktoren können je nach Art und Ausdehnung des Karzinoms sehr unterschiedlich sein. Je schlechter die Prognose, desto sorgfältiger muß die Nachsorgebetreuung sein.

2 Welche Therapiemöglichkeiten gibt es?

Fragen zu den verschiedenen Therapien und deren Wirkung

1. Ich habe gelesen, daß beinahe zwei Drittel aller älteren Männer einen Prostatakrebs haben, daß eine Behandlung jedoch nur in den seltensten Fällen notwendig sei.

Manche Tumoren wachsen tatsächlich so langsam, daß die Nachteile einer Behandlung die Vorteile überwiegen. Besonders langsam wachsen die kleinen, hochdifferenzierten G1-Karzinome. Hierunter versteht man kleine Krebsherde in der Prostata, deren Gewebe eine sehr gute Ausreifung (Grading/Gleason) aufweisen. Bei ihnen begnügt man sich häufig mit einer ausschließlichen Überwachung, um erst bei raschem Anstieg des PSA-Spiegels oder bei Eintritt von Beschwerden therapeutisch einzugreifen.
Ob bei Ihnen ein solcher Tumor vorliegt, kann erst auf Grund vieler Untersuchungsbefunde geklärt werden. Die meisten Tumoren müssen nämlich behandelt werden, da sie sich sonst sehr schnell ausbreiten, bald Beschwerden bereiten und schließlich zum Tode führen.

2. Es gibt offensichtlich die verschiedensten
Therapiemöglichkeiten, angefangen von der
Operation, der Strahlen-, Chemo-, Hormon-
und Immuntherapie bis hin zur ausschließlichen
Überwachung. Nach welchen Kriterien wird
eigentlich die Entscheidung für welche
Behandlung getroffen?

Für jeden Patienten muß individuell das für ihn beste Therapie-
konzept erstellt werden. Das ist häufig schwer und bedarf besonderer ärztlicher Kenntnisse und Erfahrungen. Häufig wird die einzuschlagende Therapiemodalität interdisziplinär entschieden,
d. h., onkologisch erfahrene Ärzte der verschiedenen Therapierich-
tungen besprechen in einer gemeinsamen Konferenz das für den
Patienten jeweils beste therapeutische Verfahren.
Das beschlossene Behandlungskonzept wird hauptsächlich vom
Ausbreitungsstadium, vom Reifungsgrad und von der feingeweblichen Form des Tumors bestimmt. Ganz wesentlich beeinflussen
auch Zweiterkrankungen, das Alter und die Leistungsfähigkeit
des Patienten die Entscheidung. Welche Behandlung die für Sie beste ist, kann häufig erst aufgrund vieler Detailinformationen entschieden werden.

3. Wann ist eine Operation des Prostatakrebses
notwendig?

Über diese Frage ist in der Vergangenheit sehr viel gestritten worden. Daß einige Medien diesen wissenschaftlichen Streit sehr ver-
einfachten und häufig unsachlich in die Öffentlichkeit getragen
haben, hat nicht unbedingt zur Klärung und Beruhigung beigetra-
gen. Leider wurde hierdurch gar nicht so selten die Therapie ver-
weigert und eine Heilung verhindert.

Grundsätzlich bedeutet die radikale Entfernung des Krebsherdes nach wie vor die größte Sicherheit. Diese Empfehlung bleibt von der Tatsache unberührt, daß auch eine Strahlentherapie zur Heilung führen kann oder hormonelle Maßnahmen, ja sogar ausschließlich eine Überwachung ausreichen.

Ob es sich um eine eher »gutartige« Form des Krebses handelt, weiß der Arzt häufig erst, nachdem das Tumorgewebe entfernt und untersucht werden konnte. Hierzu ist eine Operation notwendig. Mit einer einmaligen bioptischen Gewebeentnahme kann nur selten eine eindeutige Klärung erzielt werden.

Viele Urologen verzichten auf eine Prostatektomie, wenn die Lymphknoten befallen sind oder Fernabsiedlungen in andere Organe stattgefunden haben. Sie geben sich bei diesen Patienten möglicherweise mit einer Hormonentzugstherapie und/oder einer Chemotherapie zufrieden; manche verhalten sich sogar abwartend und therapieren erst dann, wenn der Tumor fortschreitet oder Beschwerden bereitet. Leider stellt sich allerdings häufig erst bei der Operation heraus, daß die Lymphknoten befallen sind. Statistisch soll eine Diskrepanz zwischen klinischer Stadieneinteilung vor der Operation und tatsächlicher Tumorausbreitung von 35 % bestehen.

4. Was ist eine radikale Prostatektomie, und wann wird sie durchgeführt?

Diese Operation wird auch »totale Prostatektomie« oder »Prostatavesikulektomie« genannt, da bei ihr die gesamte Prostata mit Samenbläschen sowie Samenleitern, ein Teil des Blasenhalses sowie die in direkter Nähe befindlichen Lymphknoten entfernt werden. Ihr vorrangiges Ziel ist es, eine endgültige Heilung zu erzielen.

In der Regel wird diese eingreifende Operation nur dann durchgeführt, wenn der Tumor die Organgrenzen (Kapsel der Prostata) noch nicht überschritten hat, die Schnittränder der Prostata also tumorfrei und die Lymphknoten noch nicht befallen sind (also T1- und T2-Tumoren). In diesen Stadien profitiert der Patient besonders von der chirurgischen Entfernung.

Zielsetzung dieser Behandlung ist immer die Heilung.

Die Operation ist von vorne (retropubisch) und vom Damm (perineal) her möglich. Einige wenige Zentren praktizieren die laparoskopische retropubische radikale Prostatektomie. Die perineale Prostatektomie geht mit weniger postoperativen Komplikationen einher als die retropubische Operation. Ihr Nachteil ist allerdings, daß die Lymphknoten bei diesem Zugang nur unzureichend beurteilt werden können, es sei denn, daß vorher eine laparoskopische Entfernung der Lymphknoten erfolgte.

Wegen der möglichen Nebenwirkungen und Komplikationen dieser Behandlung wagen viele Urologen diese belastende Operation nur bei gutem Allgemeinzustand der Patienten. Die Altersgrenze nach oben liegt bei ca. 75 Jahren. Entsprechend dem biologischen Verhalten des Tumors sollte die Lebenserwartung des Patienten mehr als 10 Jahre betragen, um mit der Operation einen Nutzen zu erreichen.

Man schätzt den Prozentsatz der potentiell radikal zu operierenden auf etwa 10–20 % aller Prostatakrebspatienten. Bei allen anderen Patienten begnügt man sich mit anderen Therapiemaßnahmen, wie z.B. einer teilweisen Organentfernung oder gar nur einer medikamentösen Behandlung. Daß nur so wenige Patienten radikal operiert werden, liegt daran, daß bei den meisten der Krebs erst im fortgeschrittenen Stadium erkannt wird. Er hat dann die Kapsel überschritten, mehrere Lymphknoten befallen oder entfernter gelegene Tochtergeschwülste gebildet. Viele Patienten befinden sich auch in einem derartig schlechten Allgemeinzustand, daß der Operateur wegen des Narkoserisikos eine radikale Prostataentfernung nicht mehr wagt. Der Nutzen würde in keinem Verhältnis zum Risiko stehen.

Eine relativ neue Operationsmethode stellt die Prostataentfernung nach Entfernung des Sentinellymphknotens dar. Die feingewebliche Untersuchung des Sentinellymphknotens entscheidet darüber, ob eine radikale oder eingeschränkte Behandlung sinnvoll ist (siehe »Erklärung von Fachausdrücken«). Zur Zeit handelt es sich hier noch um Studienergebnisse in speziellen klinischen Forschungszentren. Ob sich diese Methode sowie die laparoskopische Prostatektomie bewähren, wird die Zukunft entscheiden. Die operative Entfernung und feingewebliche Untersuchung der Lymphknoten ist auf jeden Fall wesentlich sicherer als die Untersuchungsbefunde der z. Zt. zur Verfügung stehenden bildgebenden Verfahren (CT, NMR, Ultraschall, PET). Zwar ist es außergewöhnlich, daß bei PSA-Werten unter 10 ng/ml die Lymphknoten schon befallen sind, dennoch verlassen sich nur wenige Operateure auf diese Laborbefunde.

5. Ein Freund von mir behauptet, daß bei ihm die Prostataoperation in Teilnarkose und ohne Bauchschnitt erfolgt sei.

Eine derartige Operation durch die Harnröhre hindurch nennt man transurethrale Prostatektomie (TUR). Sie wird zur Entfernung gutartiger Prostataadenome, (»Altersprostata«), durchgeführt. Manchmal wird sie auch statt einer radikalen Prostatektomie zur Entlastung vorgenommen, wenn die Lymphknoten befallen sind und die Prostatageschwulst den Harnabfluß behindert. In diesen Fällen muß damit gerechnet werden, daß der Tumor nur teilweise entfernt wurde.
Bei dieser Operationsform wird mit einem Endoskop bzw. Resektionsschaft – oder Rohr – in die Harnröhre eingegangen und die Prostatageschwulst mit Hilfe einer elektrischen Schlinge von innen her zerlegt. »Sie wird wie eine Apfelsine geschält«. Nur ein Teil der Prostata, und zwar vorwiegend der im Zentrum gelegene vergrößerte Drüsenanteil, wird entfernt. Der äußere Anteil, in dem sich erfahrungsgemäß am meisten Tumorgewebe befindet, wird belassen. Ziel dieser Operation ist weniger die Tumorentfernung, als die Blasenentleerung zu verbessern.

Die Operation geschieht unter Sicht des Auges mit Hilfe einer vergrößernden Optik. Die entnommenen Gewebestückchen (Geschwulstspäne) werden schmerzlos durch das eingeführte Metallrohr, also durch den Schaft des »Resektoskops«, ausgespült. Zur Ausführung derartiger endoskopischer Operationen genügt eine schonende Betäubung. Die Narkose ist sehr kurz und dauert nur selten länger als eine Stunde.

Ist das Ziel die Tumorentfernung, so muß man die Prostata mit der Kapsel vollständig und den nahegelegenen Lymphknoten komplett entfernen. Dies geht am sichersten über den Leib- oder Dammschnitt und nur bei Vollnarkose. Die Operationszeit für eine radikale Prostatektomie ist mit ca. drei bis sechs Stunden zu veranschlagen.

Eine weitere Möglichkeit der Tumorentfernung ist die Kryotherapie mit flüssigem Stickstoff. Bei ihr wird eine »Einfrierung« des Tumorgewebes erreicht. Der Vorteil dieser Behandlung besteht in der niedrigen Nebenwirkungsrate und der Möglichkeit einer wiederholten Anwendbarkeit. Der Nachteil ist, daß diese Methode nur eine lokale Wirkung zeigt, hingegen entfernter gelegene Tumorabsiedlungen nicht betroffen sind.

Die Hyperthermie sollte bei Prostatakrebs keine Anwendung finden. Sie hat nur beim gutartigen Prostataadenom eine – im übrigen von manchen Urologen bestrittene – Bedeutung.

6. Bei einigen Patienten werden die Hoden entfernt, bei anderen verzichtet man hierauf. Wann und warum werden die Hoden entfernt?

Die Entfernung der Hoden ist mit einer Hormonentzugstherapie identisch, denn mit den Hoden wird die Hauptbildungsstätte der männlichen Geschlechtshormone entfernt.

Eine derartige Hormonentzugstherapie wird nur dann durchgeführt, wenn der Prostatakrebs schon die Kapsel überschritten hat, ja es sogar möglicherweise schon zu Fernabsiedlungen gekommen ist. Solange der Krebs nur auf die Prostata beschränkt geblieben ist bzw. völlig entfernt werden konnte, ist keine Hormontherapie notwendig.

7. Ich habe gehört, daß eine Bestrahlung nur bei den »hoffnungslosen Fällen« durchgeführt wird. Wann wird eine Strahlentherapie durchgeführt?

Das stimmt nicht, obwohl einer operativen Tumorentfernung eine größere Sicherheit als der Strahlentherapie beigemessen und von den meisten deutschen Urologen die Prostatektomie als erfolgversprechendste Therapie empfohlen wird. Es gibt viele Erfahrungen, die belegen, daß auch mit alleiniger Bestrahlung eine Ausheilung des Tumorleidens erreicht werden kann.

Durch die dreidimensionale Bestrahlungsplanung und die konformierende Bestrahlungstechnik sind die Möglichkeiten der Strahlentherapie erheblich verbessert worden. Im angloamerikanischen Sprachraum werden die Patienten nach Aufklärung über die spezifischen Nebenwirkungen der verschiedenen Therapieverfahren in ca. der Hälfte der Fälle einer primären Strahlentherapie unterzogen, wohingegen im deutschen Sprachraum bei den meisten Patienten nach wie vor eine radikale Prostatektomie erfolgt. Eine Bestrahlung wird in Deutschland – im Gegensatz zu den USA – zumeist dann in Betracht gezogen, wenn ein schlechter Allgemeinzustand vorliegt, wenn das Risiko einer Operation gescheut wird, wenn der Tumor als besonders bösartig eingestuft wird oder wenn beide Prostatalappen befallen sind (also der Tumor relativ groß ist oder die Lymphknoten schon befallen sind). Bei organüberschreitendem Wachstum wird häufig die Strahlentherapie der Operation vorgezogen. Die Ausbreitungsstadien T1b bis T3 ohne erwiesene regionäre oder systemische Metastasierung werden unter kurativer Zielsetzung bestrahlt.

Man unterscheidet eine externe und eine interne Strahlentherapie (Brachytherapie, Afterloading). Von externer Strahlentherapie spricht man dann, wenn die Bestrahlung der Prostata von außen »durch« den Patienten erfolgt. Bei der Brachytherapie handelt es sich um eine Bestrahlung von innen, d.h., die Strahlenquelle (Radioisotope) wird direkt in die Prostata eingebracht.

Die externe Bestrahlung (auch perkutane Bestrahlung genannt) erfolgt aus mehreren Richtungen, d.h. von vorne, von hinten und von der Seite auf bzw. »durch« den liegenden Patienten. Sie hat zum Ziel, durch diese Richtungsänderungen der Bestrahlung möglichst viele Krebszellen in der Prostata zu zerstören. Die Behandlung dauert in der Regel sieben bis acht Wochen, in denen der Patient täglich, außer am Wochenende, zur Bestrahlung kommt.

Manche Urologen bevorzugen eine Bestrahlung vor der Operation (Downstaging), andere eine zusätzliche Sicherheitsbestrahlung nach der Operation (adjuvante Strahlentherapie).

8. Bei einigen Patienten wird nach der Operation eine zusätzliche Strahlentherapie durchgeführt, bei anderen nicht. Gibt es besondere Kriterien, die über die Notwendigkeit einer zusätzlichen Strahlentherapie entscheiden?

Meist handelt es sich bei der Strahlentherapie, die bei diesen Patienten durchgeführt wird, um eine zusätzliche Sicherheitsmaßnahme, die das Risiko einer Wiedererkrankung vermindern soll. Einige Ärzte favorisieren eine derartige zusätzliche Sicherheitsbestrahlung dann, wenn der Tumor über die Prostatakapsel hinaus ausgedehnt war oder nicht vollständig entfernt werden konnte.

Andere Ärzte sind der Meinung, daß selbst bei Lymphknotenbefall eine zusätzliche Bestrahlung der ehemaligen Tumorregion und der Lymphabflußwege nicht notwendig sei. Sie gehen von der besseren Wirkung einer gegengeschlechtlichen Hormontherapie aus.

9. Bei mir soll eine lokale Strahlentherapie (Afterloading, interstitielle Strahlentherapie, Brachytherapie) erfolgen. Was ist hierunter zu verstehen? Welche Vor- und Nachteile hat sie?

Man unterscheidet zwei Verfahren, bei denen die Bestrahlung nicht von außen, sondern von innen, direkt in der Prostata erfolgt. Bei beiden Therapien werden Kurzzeit-Radioisotope in Form sogenannter »Seeds« (englisch: Samenkörner) oder in Form von Hohlnadeln (Afterloading) in die Prostata implantiert, wo sie in hoher Dosis kurzfristig ihre Wirkung entfalten. Die Reichweite der radioaktiven Strahlungsquellen (192-Iridium bzw. Jod oder Palladium) beträgt nur wenige Millimeter, so daß es trotz der relativ hohen Gesamtdosis von 160 Gy kaum zu Nebenwirkungen auf das benachbarte gesunde Gewebe kommt. Der große Vorteil dieser allerdings nur bei auf die Prostata begrenzten Tumoren anwendbaren Behandlungsmethode ist, daß eine sehr hohe Strahlendosis bei minimaler Belastung des um den Tumor liegenden Gewebes verabreicht werden kann.

Die Einführung der Seeds (Seed-Implantation) oder Hohlnadeln durch den Damm in die Prostata erfolgt in der Regel durch Kontrolle mittels Ultraschall vom Enddarm aus. Die Seed-Implantation besteht nur aus einem einmaligen Eingriff, der in Narkose ausgeführt wird, und erfordert höchstens ein bis zwei Tage stationären Aufenthalt, ja kann sogar ambulant durchgeführt werden. Das Afterloading-Verfahren erlaubt die Gabe höherer Strahlendosen, da es nur kurzzeitig, dafür aber wiederholt durchgeführt werden kann.

Beide Behandlungsverfahren werden gerne bei älteren Patienten angewandt oder wenn der Tumor auf eine normale äußere Strahlentherapie oder Hormon- oder Chemotherapie nicht anspricht. Von einigen Ärzten wird diese ausschließlich lokal wirkende Therapie als Alternative zur radikalen Prostatektomie favorisiert. Ein Vorteil dieser Therapie sind die geringen Nebenwirkungen, besonders das geringere Impotenz- und Inkontinenzrisiko. In den ersten Monaten nach dem Eingriff ist allerdings das Ausmaß von Blasen-

entleerungsstörungen relativ hoch. Manchmal treten die Probleme
erst zeitlich verzögert zur Bestrahlung auf. Häufig klagen die Patienten während der Therapie über Beschwerden beim Wasserlassen, manchmal auch über Durchfall und Brennen im Enddarm.
Diese Symptome gehen aber einige Wochen nach der Bestrahlung
wieder zurück. Manchmal kommt es auch zu Blutungen aus dem
Enddarm. Wegen der möglichen Komplikationen sollten nur besonders spezialisierte Zentren eine solche Therapie durchführen.

10. Ich soll über einen längeren Zeitraum vier- bis fünfmal wöchentlich bestrahlt werden. Kann man das nicht verkürzen? Kann ich nicht zwischenzeitlich eine Pause einlegen?

Die Bestrahlung sollte zügig durchgeführt werden, da sich sonst in
längeren Pausen Tumorzellen wieder vermehren können. Ähnlich
den gesunden Körperzellen verfügt die Krebszelle nämlich über
Reparaturmechanismen, die bei einer längeren Erholung den The-
rapieeffekt wieder aufheben können.
Weltweit wird die Strahlung nur mit kleinen Einzeldosen über einen längeren Zeitraum durchgeführt. Das hat sich als die effekti-
vere und nebenwirkungsärmere Methode erwiesen. Hohe Einzeldosen würden nicht nur mit dem Risiko einer Schädigung des gesunden Gewebes einhergehen, sondern möglicherweise auch eine
geringere Tumorverkleinerung zur Folge haben.
Vor Beginn einer Bestrahlung sollte eine ausreichende Kontinenz
bestehen, da es andernfalls zu einer Verschlechterung der Funktion des äußeren Schließmuskels kommen kann.

11. Wie schnell tritt die Strahlenwirkung auf den Tumor ein?

Das hängt von vielen Faktoren ab, so z.B. von der Bösartigkeit
und der Lokalisation des Tumors. In den seltensten Fällen kommt

es jedoch zu einer sofortigen Rückbildung. Man rechnet bisweilen mit ein bis zwei Jahren, bis eine volle Wirkung eingetreten ist. Um die Wirkung der Strahlentherapie und den Rückgang des Tumors besser überprüfen zu können, macht man Kontrollbiopsien. In Abständen von drei Monaten bis zu einem Jahr entnimmt man aus der Prostata etwas Gewebe zur feingeweblichen Untersuchung.
Bei Metastasen tritt die Strahlenwirkung wesentlich früher ein. Häufig kommt es schon in den ersten Tagen nach der Strahlentherapie zu einer eindrucksvollen Schmerzlinderung.

12. Wann wird eine Hormontherapie (endokrine Therapie) durchgeführt?

Hat das Prostatakarzinom zum Zeitpunkt der Diagnose bereits Lymphknoten- oder Knochenmetastasen gesetzt, dann ist eine örtliche Behandlung unzureichend, da ja die Tumorabsiedlungen schon außerhalb des Behandlungsgebiets liegen. Somit scheiden die radikale Prostatektomie und die Strahlentherapie aus. Zur Anwendung kommt dann eine »systemische«, also eine auf den ganzen Körper wirkende Behandlung, die entweder aus einer Hormonbehandlung oder einer tumorzellvernichtenden Chemotherapie besteht. Beim Prostatakrebs wird man wegen ihrer höheren Wirksamkeit, aber auch wegen des niedrigeren Nebenwirkungsrisikos im allgemeinen der Hormontherapie den Vorzug geben.
Mitunter kombiniert man gerne die Strahlen- mit der Hormontherapie. Eine hormonelle Vorbehandlung von in der Regel drei Monaten vor Durchführung der Strahlentherapie verursacht eine Verkleinerung der Prostata und des Tumors, so daß das Bestrahlungsfeld kleiner gewählt werden kann. Damit verbunden sind eine bessere Verträglichkeit und weniger Komplikationen bei der Bestrahlung selbst. Die medikamentöse Behandlung während und nach der Bestrahlung kann zusätzlich Karzinomzellen abtöten, die von den Strahlen nicht zerstört worden sind.

Die beim Prostatakarzinom zum Einsatz kommende Hormontherapie zielt darauf ab, die Bildung bzw. die Wirkung der männlichen Geschlechtshormone (Testosteron) zu reduzieren, da diese
das Prostatakarzinomwachstum fördern.
Grundsätzlich lassen sich mehrere Hormontherapien unterscheiden, die jedoch letztendlich alle das gleiche Ziel haben, nämlich
die Testosteronwirkung auf die Tumorzellen zu beeinflussen.
Die Erfolgswahrscheinlichkeit einer systemischen Hormontherapie beträgt je nach Differenzierungsgrad 60 bis 80 %. Mit zunehmendem Malignitätsgrad (G = Grading) nimmt die Hormonempfindlichkeit ab.

13. Welche Hormontherapien gibt es?

Es lassen sich grob drei Arten von Hormontherapien unterscheiden:
Bei der ersten werden die männlichen Geschlechtshormone entzogen (also eine Kastration). Diese Kastration kann chirurgisch
durch Hodenentfernung oder chemisch durch Gabe von LH-RH-
Analoga erfolgen.
Bei der zweiten werden gegengeschlechtliche Hormone, also weibliche Geschlechtshormone (Östrogene) verabreicht.
Bei der dritten wird die Wirkung der körpereigenen Geschlechtshormone an den Tumorzellen blockiert (Antiandrogene).

14. Welchen Einfluß haben die männlichen Geschlechtshormone auf die Prostata und den Krebs?

Testosteron wird vorwiegend im Hoden gebildet und übt einen direkten Einfluß auf die Prostata aus. Testosteron bewirkt, daß vermehrt Drüsensekrete gebildet werden und die Zellteilung angeregt wird. Testosteron wird nur dann im Hoden produziert, wenn die Hirnanhangsdrüse hierzu den Befehl erteilt. Dieser Befehl wird über das übergeordnete sogenannte Luteinisierungshormon (LH) übermittelt (Abbildung 2.1).

Hat der Hoden ausreichend Testosteron gebildet, schränkt die Hirnanhangsdrüse die LH-Absonderung ein. Soll der Hoden mehr Testosteron produzieren, so steigt der LH-Spiegel an. Nicht nur der Hoden, sondern auch – in geringerem Maße – die Nebennierenrinde bildet Testosteron. Die von ihr gelieferten Testosteronvorläufer werden letztlich in Testosteron umgewandelt.

Durch alleinigen Entzug der männlichen Geschlechtshormone vermindert sich die Größe der Prostatadrüse um bis zu 40 %; bei Kastration vor der Pubertät unterbleibt das Prostatawachstum völlig, und die Prostata schrumpft schließlich.

Der Hormonentzug führt zwar in den seltensten Fällen zu einer völligen Rückbildung des Prostatakarzinoms, jedoch sehr häufig zu einem Stillstand des Fortschreitens. Dieser Wachstumsstillstand kann sehr lange andauern.

15. Welche Möglichkeiten der Kastration gibt es?

Ein Entzug der männlichen Geschlechtshormone kommt einer Kastration gleich. Dies kann operativ, strahlentherapeutisch oder chemisch-medikamentös erreicht werden. Am bekanntesten ist die operative Methode. Sie besteht darin, daß die Hoden ausgeschält werden (subkapsuläre Orchiektomie) oder sogar völlig entfernt werden (Orchiektomie). Bei der subkapsulären Orchiektomie bleiben also die Hodenhüllen, der Nebenhoden und die Samenstränge im Hodensack erhalten.

Auch durch eine Strahlentherapie kann eine Kastration dann erzielt werden, wenn die Hoden bestrahlt und damit die hormonaktiven Zellen vernichtet werden. Eine strahlentherapeutische Kastration führt man heute selten durch, da ihre Kastrationswirkung erst nach einiger Zeit eintritt.

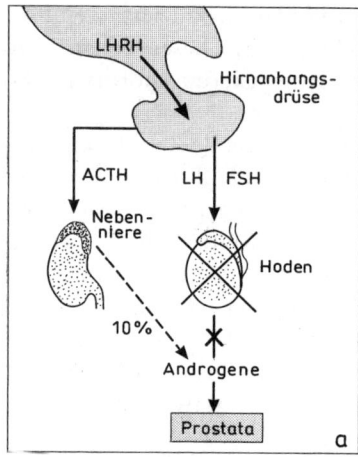
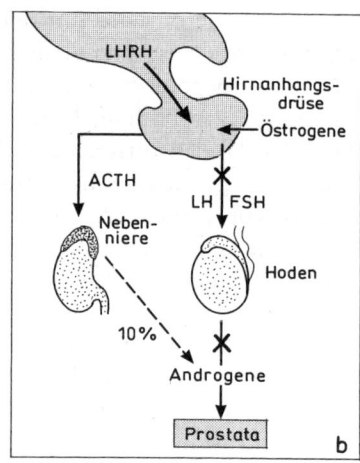

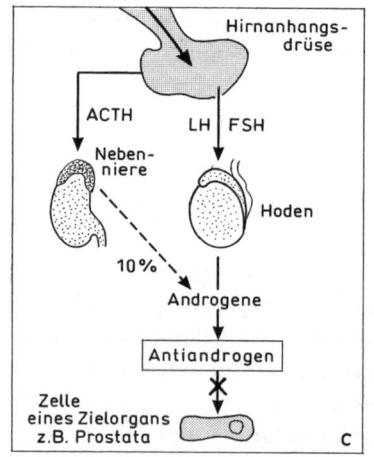
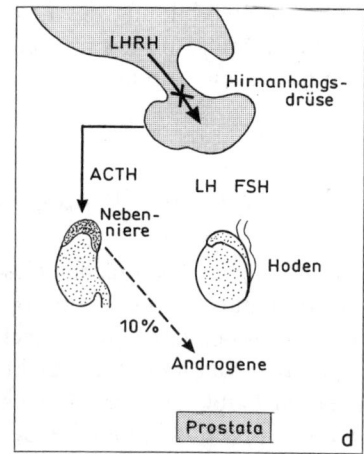

Abbildung 2.1: Wirkungsweise der verschiedenen Hormontherapien

a) Wirkung der Hodenentfernung auf den Regelkreis der Hormone
b) Wirkung der weiblichen Geschlechtshormone (Östrogene) auf den Regelkreis der Hormone
c) Wirkung der Antiandrogene auf den Regelkreis der Hormone
d) Wirkung der LH-RH-Analoga auf den Regelkreis der Hormone

Die chemische Kastration erfolgt mit Medikamenten. Bei ihr wird
das Steuerungsorgan, d.h. die Hirnanhangdrüse, durch bestimmte
Medikamente blockiert und der für die Hormonproduktion notwendige Regelkreis Hirnanhangsdrüse/Hoden blockiert.

16. Obwohl bei mir die Hoden entfernt wurden, soll ich noch eine zusätzliche Antihormonbehandlung bekommen. Reicht eine alleinige Hodenentfernung denn nicht aus?

90 bis 95 % der männlichen Geschlechtshormone werden im Hoden gebildet. Um die restlichen 5 bis 10 % zu entfernen, müßte
man die andere Bildungsstätte in der Nebenniere (Adrenalekto-
mie) operativ entfernen (Abbildung 2.1a). Heute verfügt man über
Medikamente, die das gleiche bewirken; eine operative Entfernung ist also überflüssig. Man nennt diese Medikamente Antihormone.
Um eine komplette Hormonblockade zu erreichen, d.h., um sowohl eine Unterdrückung der im Hoden als auch in der Nebenniere gebildeten Hormone zu erzielen, geben einige Onkologen nach
der Hodenentfernung zusätzlich bzw. in Kombination mit den
LH-RH-Analoga Antiandrogene (Flutamid, Fugerel®).

17. Was versteht man unter Antihormonen?

Dies sind Substanzen, die die Bildung und die Wirkung der körpereigenen Hormone hemmen. Man unterscheidet zwei verschiedene Formen, die für die Funktion der Prostata von Bedeutung
sind.
Zur ersten Gruppe gehören Hemmstoffe des Luteinisierungshor-
mons (LH), das im Hypophysenvorderlappen gebildet wird und
die Testosteronbildung im Hoden stimuliert.

Strenggenommen sind dies eigentlich keine Antihormone, da sie zunächst zu einer vermehrten LH-Ausschüttung führen, um dann schließlich – nach ca. drei Wochen – einen kompletten Stillstand der LH-Ausschüttung aus der Hirnanhangsdrüse zu bewirken, wodurch keine männlichen Geschlechtshormone mehr gebildet werden können (chemische Kastration).

18. Was sind LH-RH-Analoga? Wie wirken sie?

LH-RH-Analoga leiten sich von dem natürlichen Hormon LH-RH ab, das in der Hirnanhangsdrüse die Produktion der Hormone LH und FSH bewirkt (Abbildung 2.1). Die Analoga – obwohl chemisch sehr ähnlich – blockieren jedoch die Produktion von LH und FSH, unterbrechen somit den Regelkreis und bewirken letztendlich einen Produktionsstop der männlichen Geschlechtshormone im Hoden. Das Resultat ist somit praktisch identisch mit der operativen Hodenentfernung. Man kann also bei einer Behandlung mit LH-RH-Analoga auf eine operative Hodenentfernung verzichten, da nach beiden Behandlungsverfahren der Effekt der gleiche ist, d.h. ein Entzug der männlichen Geschlechtshormone eintritt.
Im Gegensatz zur operativen Kastration – der Hodenentfernung – kann diese chemische Kastration wieder rückgängig gemacht werden. Setzt man die LH-RH-Analoga nämlich ab, so wird die Androgenproduktion im Hoden bald wieder angekurbelt, und damit hebt sich der Kastrationseffekt wieder auf. Im Gegensatz zur gegengeschlechtlichen (Östrogen-)Behandlung ist die Therapie mit LH-RH-Analoga wesentlich wirkungsärmer.

19. Wie werden die verschiedenen Hormone verabreicht?

Die Hormone können im Rahmen der Therapie in Form von Tabletten oder Spritzen verabreicht werden. LH-RH-Analoga können in monatlichen, einige sogar in dreimonatlichen Abständen gegeben werden. Einige Präparate können täglich über ein Nasenspray eingeschnupft werden.

20. Wann werden Östrogene (weibliche Geschlechtshormone) verabreicht?

Östrogene sind hochwirksam in der Prostatakrebstherapie, leider jedoch auch sehr nebenwirkungsreich. Die Östrogentherapie kann gravierende Auswirkungen auf die Gerinnung, auf Herz und Kreislauf haben, weswegen man heute Östrogenpräparate nur noch in Ausnahmefällen einsetzt, zumal man mit den anderen Hormontherapien die gleichen Wirkungen auf den Tumor ohne diese Nebenwirkungen erzielt.

21. Offensichtlich gibt es sehr viele verschiedene wirksame Hormontherapien. Welche ist denn die beste?

Jede dieser Hormontherapien hat spezifische Vor- und Nachteile und unterschiedliche Nebenwirkungen. Nicht jede Prostatakarzinomerkrankung spricht auf die gleichen Hormone in gleicher Art und Weise an. Was für den einen Patienten sehr gut ist, kann bei dem anderen Patienten sinnlos, ja sogar schädlich sein.
Die Frage, ob – und wenn ja, welche – Hormone bzw. Antihormone gegeben oder entzogen werden sollten, kann nur von besonders

erfahrenen Ärzten beantwortet werden. Sie sollten sich daher nur demjenigen Arzt anvertrauen, der über besondere Erfahrung in der Behandlung von Prostatakarzinomerkrankungen verfügt.

22. Warum wird nicht grundsätzlich eine Hormontherapie durchgeführt?

Jede wirksame Therapie hat auch Nebenwirkungen. Das trifft auch auf die Hormontherapie zu. Man sollte sie daher nur dann durchführen, wenn sie tatsächlich notwendig ist und erfolgversprechend erscheint. Man weiß heute relativ gut, bei welchen Patienten bzw. bei welchen Tumoren dies der Fall ist. Bei vielen Patienten ist keine Hormonbehandlung notwendig.

Leider gibt es auch Krebsgeschwülste bzw. -absiedlungen der Prostata, die nicht oder nicht mehr auf Hormone reagieren (Resistenz). Dies kann bei sehr geringer Ausreifung des Tumorgewebes (Grading) der Fall sein. Diese hormonunempfindlichen Zellen können dann trotz einer Hormonbehandlung weiterwachsen. Bei anderen, ursprünglich hormonempfindlichen Tumoren kann es mit der Zeit zu einer Wucherung und zu einem Überwiegen und einer Unbeeinflußbarkeit der hormonunempfindlichen Zellen kommen.

Eine Hormontherapie würde bei diesen Patienten nur Nachteile bringen.

23. Wie lange kann eine gegengeschlechtliche Hormonbehandlung durchgeführt werden?

Die Hormonbehandlung sollte so lange wie möglich durchgeführt werden, d.h., bis sie nicht mehr wirkt bzw. bis es zu einem Fortschreiten der Krankheit kommt. Dies ist dann der Fall, wenn sich

hormonunempfindliche Zellen im Tumor vermehren und der Tumor auf die Hormonbehandlung nicht mehr anspricht.
Es muß dann ein Wechsel zu anderen Hormonen stattfinden oder eine Strahlen- bzw. Chemotherapie durchgeführt werden. Manchmal hilft auch eine Unterbrechung der Therapie.

24. Wann wird eine Chemotherapie verabreicht?

Verglichen mit den anderen Therapien spielt die Chemotherapie in der Prostatakrebsbehandlung nur eine untergeordnete Rolle. Ursache hierfür ist die relativ lange Verdopplungszeit der sich in soliden Verbänden befindenden Krebszellen. Die Chemotherapie setzt man meist erst dann ein, wenn Hormon- und Strahlentherapie nicht mehr wirken, eine operative Behandlung nicht in Frage kommt und der Tumor schnell wächst. Solange der Tumor hormonempfindlich ist, haben Hormontherapien Vorrang!

25. Sind in der Chemotherapie Fortschritte zu verzeichnen bzw. zu erwarten?

Weltweit werden zur Zeit in den großen Krebsforschungszentren neue Medikamente für die Zulassung getestet. Wir werden in den nächsten Jahren voraussichtlich mit wesentlich wirksameren und nebenwirkungsärmeren Chemotherapeutika behandeln können.
Erfreulich ist, daß wir heute sehr viel wirkungsvollere Präparate gegen die Nebenwirkungen der Zytostatika zur Verfügung haben, so z.B. Medikamente gegen das durch Zytostatika verursachte Erbrechen. Auch stellt die ehemals so gefürchtete, durch Zytostatika bedingte Blutzellarmut dank der Einführung gentechnologisch gewonnener Zellwachstumsfaktoren kein so gravierendes Problem mehr dar wie früher.

26. Wie wirkt die Immuntherapie? Wann wird eine Immuntherapie verabreicht?

Die Immunabwehr ist ein sehr komplexes Geschehen. An ihr sind Tausende unterschiedlich wirkender Abwehrzellen beteiligt, die jede für sich mehr oder weniger klar definierte Aufgaben in der Abwehr haben.

Zu den die körpereigene Abwehr anregenden (Immunstimulation) oder verändernden (Immunmodulation) Therapien ist zu sagen, daß die körpereigene Abwehr von vielen Faktoren positiv angeregt und beeinflußt wird, so von physischen, aber auch von psychischen Faktoren.

Es werden von der Industrie zahlreiche Medikamente empfohlen, die die *unspezifische Immunabwehr* verbessern bzw. körpereigene Abwehrkräfte aktivieren sollen (Immunstimulanzien oder Immunmodulatoren). Zu ihnen zählen Mistelextrakte, Enzym- und Thymuspräparate, Schlangengifte, die Sauerstoff-Mehrschritt-Therapie, die Lichttherapie, die Symbioselenkung, mikrobiologische Therapien, Vitamine und viele andere mehr. All diese Therapien beruhen auf weitgehend spekulativen Annahmen, erscheinen aus theoretischer Sicht wenig plausibel und werden von der Schulmedizin nicht anerkannt. Ein therapeutischer Nutzen kann von ihnen nicht mit hinreichender Wahrscheinlichkeit erwartet werden.

Obwohl die Lektine eine etwas spezifischere Wirkung entfalten, zählen sie auch zu der Gruppe der unspezifisch wirkenden Immunstimulanzien.

Bei den *spezifischen Immuntherapien* werden monoklonale Antikörper und bestimmte Zytokine eingesetzt, z.B. die Interferone und Interleukine. Bei letzteren handelt es sich um Botenstoffe, mit denen sich die körpereigenen Abwehrzellen untereinander verständigen. Sie verstärken oder schwächen bestimmte Schritte in der Immunabwehr. In der Prostatakarzinomtherapie haben sie bislang noch keine überzeugenden Ergebnisse gebracht. Da sie mit teilweise erheblichen Nebenwirkungen belastet sind, werden sie nur in größeren Zentren getestet.

27. Wie wirken Therapien mit monoklonalen Antikörpern?

Krebszellen besitzen an ihrer Oberfläche Vorrichtungen(Antigene), die nur für sie typisch sind, die ihre Individualität ausmachen und an die sich gleichzeitig Antikörper ankoppeln können. Die wissenschaftliche Forschung bemüht sich um die strukturelle Aufklärung und die forschende Arzneimittelindustrie um die Herstellung solcher spezieller Antikörper. Gelingt dies, so könnte das körpereigene Abwehrsystem aktiviert werden und speziell die Tumorzellen angreifen.

Dies hätte nicht nur den Vorteil einer Tumorzellvernichtung, sondern auch der Vermeidung von Therapienebenwirkungen, da ja durch die Antikörper ausschließlich die Krebszellen geschädigt und abgetötet würden. Hinzu kommt, daß im Gegensatz zur Chemotherapie und Strahlentherapie auch sich nicht in Teilung befindende, also »schlafende Tumorzellen« angegriffen werden. Die Therapien zeichnen sich also durch einen zur Chemo- und Strahlentherapie völlig unterschiedlichen Wirkungsmechanismus aus.

An Tumortherapien mit monoklonalen Antikörpern knüpfen sich hohe Erwartungen in der Onkologie. Sie eröffnen wegen ihrer hohen Tumorzellspezifität eine neue therapeutische Perspektive. Erste Ergebnisse aus Therapiestudien mit monoklonalen Antikörpern sind vielversprechend.

28. Wie ist der derzeitige Stand der Gentherapie? Welchen Stellenwert hat die Gentherapie?

Störungen an den Chromosomen und Genen spielen eine zentrale Rolle bei der Entstehung, bei der Erkennung, bei der Verlaufsbeurteilung und der Prognose bösartiger Erkrankungen, so auch des Prostatakarzinoms.

Molekularbiologisch gesehen kommt es bei Krebserkrankungen zu einer Folge von Genveränderungen, zu einem Verlust von Tumorsuppressorgenen oder zu einer Funktionsverstärkung von Onkogenen und schließlich zu Krebswachstum. Mittlerweile sind mehr als 200 Tumorgene bekannt, die eine Rolle bei der Krebsentstehung spielen.

Es liegt nahe, daß man in der Zukunft auch eine Beeinflussung des Krankheitsverlaufs durch Manipulationen an den Genen zu erreichen versuchen wird. Ziel der Forschung ist es, defekte Gene durch intakte zu ersetzen und/oder Gene in das Krebsgewebe einzuschleusen, die das Krebswachstum zu zerstören vermögen.

Die Genbehandlung steht in der Praxis aber noch vor großen Problemen. Eine bei Menschen klinisch erprobte Gentherapie, die in der Praxis anwendbar wäre, gibt es zur Zeit noch nicht!

29. Wie läßt sich überhaupt feststellen, ob eine Therapie wirksam bzw. unwirksam ist?

Neben dem Rückgang von Beschwerden gibt es zahlreiche andere Beurteilungskriterien. Zu ihnen zählen:

- Normalisierung der Blutwerte,
- Verringerung der Tumormarker,
- Verkleinerung der Herde im Ultraschall, Röntgen, in der Computertomographie und anderen bildgebenden Verfahren,
- röntgenologisch feststellbare Kalkeinlagerung in den Knochenherden,
- Verringerung der Beschwerden.

30. Kann der Prostatakrebs auch ohne Behandlung zurückgehen?

Spontanremissionen sind bei bösartigen Tumoren selten. Gelegentlich beobachtet man allerdings eine zeitweilige Verkleinerung und Wachstumsverlangsamung, ja sogar ein Verschwinden von Metastasen. Das ist allerdings sehr selten.

31. Was ist von Naturheilverfahren zu halten?

Die Naturheilverfahren gebrauchen als Heilreize genuine »Naturfaktoren«, also Wärme und Kälte, Licht und Luft, Wasser und Erde, Bewegung und Ruhe, Ernährung und Nahrungsenthaltung, Heilpflanzen und heilsame seelische Einflüsse.

Die Naturheilverfahren haben nichts zu tun mit den vielen »alternativen« oder »unkonventionellen« Heilmethoden, deren Wirkungen ärztlich-empirisch und wissenschaftlich nicht ausreichend belegt sind, dafür aber nicht selten in geradezu marktschreierischer Weise angepriesen werden.

Die in der Naturheilkunde angewendeten Heilmethoden haben in der Krebsbehandlung einen hohen Stellenwert, da sie mit zur körperlichen und seelischen Stabilisierung beitragen können. Grundsätzlich sollte jedoch der behandelnde Arzt um seine Zustimmung für diese Therapien nicht zuletzt auch deswegen gefragt werden, weil im Einzelfall Unverträglichkeiten mit anderen Medikamenten auftreten können. Die Kassen sind im übrigen bei der Frage der Kostenerstattung von homöopathischen Verfahren, Phytotherapien und anthroposophischen Therapien im Gegensatz zu den alternativen Heilmethoden häufig in der Regel großzügig.

Eine besondere Bedeutung in der Therapie fortgeschrittener Prostatakarzinomerkrankungen haben bestimmte pflanzliche Präparate, die einen nachweisbaren Effekt auf den Tumor haben. Ihre Wirkungsweise wird mit den weiblichen Hormonen (Östrogene) erklärt, die sie enthalten. Die Schwierigkeit und Problematik bei

der Gabe dieser pflanzlichen Arzneimittel besteht in der mangeln-
den Standardisierung und dem unterschiedlichen Gehalt an Östrogenen (z.B. PC Spes®). Mit Östrogenen ist man in der Prostatakarzinomtherapie wegen des erheblichen Nebenwirkungsrisikos
(Depressionen, Herz-Kreislaufbeschwerden, Ödemneigung) sehr
zurückhaltend geworden, weswegen auch solche »natürlichen
Heilmittel« nur unter ärztlicher Kontrolle eingenommen werden
sollten. Die Kostenerstattung sollte im übrigen vor dem Kauf mit
der Kasse geklärt werden, da sonst Schwierigkeiten auftreten können.

32. Was ist von den alternativmedizinischen Heilmethoden zu erwarten?

Die Alternativmedizin wird häufig fälschlich mit der Naturheilkunde gleichgesetzt. Im wesentlichen handelt es sich um Therapieverfahren, die mit der Natur meist wenig zu tun haben. Ihre theo-
retischen Erklärungsansätze beruhen meist auf spekulativen
Denkmodellen bzw. auf unbewiesenen physikalischen Theorien.
Dies trifft zum Beispiel auf die Elektroakupunktur nach Voll und
auf die Bioresonanztherapie, aber auch auf zahlreiche andere alternativmedizinische Verfahren zu.
Wenn auch die in der Alternativmedizin angepriesenen »biologischen Therapien« und »Immuntherapien« manchmal eine meßbare Veränderung der im Blut feststellbaren Immunabwehrzellen
verursachen, so werden doch von vielen Wissenschaftlern krebshemmende Wirkungen solcher »Immuntherapien« angezweifelt.
Auch ist nicht auszuschließen, daß durch eine derartige unspezifische Stimulation nicht nur die positiv, sondern auch die negativ
wirkenden Immunzellen angeregt werden können. Nicht auszuschließen ist, daß von einer unspezifischen Immunstimulation un-
erwünschte Wachstumsimpulse auf die Krebszellen ausgehen und
so der Krankheitsprozeß beschleunigt werden kann.

Da die Wirkungen vieler alternativer Methoden nicht nachgewiesen sind, da zum Teil auch lebensgefährliche Komplikationen nach ihrer Anwendung auftreten können und da nicht zuletzt auch mit großen Schwierigkeiten bei der Kostenerstattung durch die Kassen gerechnet werden muß, sind alternativmedizinische Behandlungen von Krebspatienten sehr kritisch zu beurteilen.

Naturheilverfahren und »alternative« Therapien sind keinerlei Alternative zu den etablierten schulmedizinischen Standardverfahren!

Für Sie ist es von Fall zu Fall sehr schwierig, die Seriosität einer therapeutischen Empfehlung zu beurteilen. In diesem Fall sollten Sie sich an einen onkologisch erfahrenen Arzt wenden. Auch steht Ihnen bei Fragen der Krebsinformationsdienst in Heidelberg (KID) telefonisch kostenlos zur Verfügung. Der KID ist neutral und vertritt keinerlei wirtschaftliche Interessen (Adresse siehe Kapitel »Adressen«).

Sehr hilfreich sowohl für Betroffene als auch für nicht onkologisch spezialisierte Ärzte ist die Dokumentation der »Studiengruppe über Methoden mit unbewiesener Wirksamkeit in der Onkologie«, die von der Schweizerischen Krebsliga herausgegeben wird (siehe Literaturverzeichnis).

Zunehmend machen Betroffene auch von der Möglichkeit Gebrauch, eine »second opinion« einzuholen (Sicherheit durch die zweite Meinung eines neutralen Spezialisten). Nicht alle Krankenkassen erstatten allerdings die hierbei entstehenden Beratungsgebühren.

33. Wie sieht es mit der Kostenübernahme bei Zusatztherapien und Alternativtherapien aus?

Unter Zusatztherapien versteht man Behandlungsmethoden, die zusätzlich zu den schulmedizinischen Therapien angewendet werden. Häufig sind es sogenannte biologische Krebstherapien.

Ihre Kostenerstattung wird von Kasse zu Kasse unterschiedlich gehandhabt. Auf jeden Fall muß bei der jeweiligen Krankenkasse vor Einleitung der Therapie ein Antrag auf Kostenübernahme gestellt werden. Für die Krankenkassen ist die Kostenübernahme eine Einzelfallentscheidung.

Die gesetzlichen Krankenkassen verlangen in der Regel den statistischen Nachweis, daß die in Frage kommenden unkonventionellen Therapiemethoden in einer signifikanten Zahl von Fällen erfolgreich waren. Manche Privatkassen, und erst recht die Beamtenbeihilfe sind diesbezüglich allerdings großzügiger.

34. Sind in Zukunft weitere Fortschritte in der Krebsdiagnostik und -therapie zu erwarten?

Die diagnostischen Möglichkeiten haben sich seit der Entdeckung der Krankheit wesentlich weiterentwickelt. Mittels molekularer Sonden beginnt man seit einigen Jahren, den genetischen Code zu entziffern und zu verändern. In wenigen Jahren wird die Diagnose einer bösartigen Erkrankung voraussichtlich auf der Grundlage genetischer Veränderungen gestellt werden. Diese molekularen Erkenntnisse werden auch therapeutisch genutzt werden.

Lange gab es neben der Operation, der Strahlentherapie, der Hormon- und der Chemotherapie so gut wie keine anderen wirksamen Waffen gegen diese Erkrankung. Dies wird sich mit der Einführung der monoklonalen Antikörper, der molekulargenetischen Substanzen und der Zytokine ändern. Sie eröffnen optimistische Zukunftsperspektiven. Die konventionelle Pharmakotherapie wird durch Eingriffe an Genen und Schaltstellen der Signalvermittlung ergänzt. Die bösartige Entartung von Zellen wird durch gezielte immunologische und gentherapeutische Eingriffe korrigiert werden können, und Nebenwirkungen auf gesunde Organe werden verhindert werden können.

Große Chancen sieht man in der Fortentwicklung effektiverer, risikoadaptierter und nebenwirkungsarmer Chemotherapien und zum anderen in einer zunehmenden Individualisierung der Therapie. Schon jetzt läßt sich vorher sagen, daß sich hinter den »Prostatakrebserkrankungen« völlig verschiedene Tumoren mit unterschiedlicher Therapieempfindlichkeit verbergen. Besonders die Fortschritte auf dem Gebiet der Molekularbiologie werden die Erkennung weiterer Prognosefaktoren und damit eine bessere Individualisierung ermöglichen.

35. Mein Arzt hat mir die verschiedenen Therapiemöglichkeiten mit all ihren Vor- und Nachteilen erklärt und überläßt mir jetzt die Entscheidung. Ich finde das unfair, denn wie kann ich als Laie überhaupt solch wichtige Entscheidungen treffen?

In der Tat empfinden viele Betroffene so wie Sie die Aufklärungspflicht und den Einbezug in den Entscheidungsprozeß als eine sehr schwere Verantwortung, ja als unangenehme Last. Sie möchten die Entscheidungen nach wie vor dem Fachmann, also dem Arzt, überlassen.

Die Gesetzgebung, die Krankenkassen und die öffentliche Meinung denken da jedoch anders. Auch schätzt der Arzt einen gut informierten und aktiven Patienten, der mitdenkt und sich von den Nebenwirkungen nicht überraschen läßt. Eine wirksame Krebstherapie ohne Nebenwirkungen ist nämlich Illusion. Der moderne Onkologe fordert ein aktives Verhalten des Patienten.

Der Patient ist aufgefordert, sich zu informieren und aufgrund dieser Informationen seine Entscheidungen zu treffen. In der Regel kann der Arzt ihm nämlich nur Therapievorschläge unterbreiten. Die Entscheidung trifft letztendlich immer nur der Patient. In Notsituationen bzw. bei Notoperationen ist dies nicht möglich, aber nur selten handelt es sich bei der Hormon-, Chemo-, Strahlen- oder Immuntherapie bösartiger Prostatatumoren um eine Therapie, die sofort durchgeführt werden muß. In der Regel hat der Patient Zeit, sich über die Vor- und Nachteile einer Behandlung zu informieren und sie gegeneinander abzuwägen.

Wenn Sie eine Therapieentscheidung treffen müssen, gilt als erste Regel, innezuhalten und nachzudenken. Sie können und sollten gegebenenfalls eine weitere (fachliche) Meinung einholen. Ein guter Arzt ist Ihnen deswegen nicht böse!

Vor der Entscheidung über das einzuschlagende Behandlungsverfahren sollten Sie zunächst Klarheit über die Zielsetzung erlangen. Eine Zielsetzung kann die einer endgültigen Heilung sein, eine andere die einer Überführung der Akutkrankheit in eine chronische Phase oder die einer Symptomlinderung oder die einer Lebensqualitätsverbesserung etc.

Tabelle 2.1: Fragen zur Erkrankung und zu den Therapien

- Wie lautet der medizinische Fachausdruck für meine Erkrankung?
- Ist diese Erkrankung heilbar?
- Wie kann man meine Erkrankung behandeln?
- Gibt es mehrere Therapiemöglichkeiten (Strahlentherapie, Chemotherapie, Immuntherapie)?
- Wie hoch ist der Prozentsatz derer, die von dieser Therapie profitieren (z.B. 25, 50, 75%)?
- Wie groß ist die Heilungswahrscheinlichkeit?
- Wenn keine Heilung zu erwarten ist, kann die Therapie mein Leben verlängern (um Monate oder Jahre)?
- Welche Komplikationen können bei der Therapie jetzt und später auftreten?
- Werden die Therapien von der Kasse bezahlt?
- Wie lange muß ich die Behandlung durchführen?
- Was geschieht, wenn ich mich überhaupt nicht behandeln lasse?
- Kann ich mit anderen Patienten sprechen, die die gleiche Erkrankung haben und die gleiche Behandlung erhalten?
- Was kann ich selbst tun, um den Behandlungserfolg zu unterstützen?
- Sind Wechselwirkungen mit anderen Medikamenten zu erwarten?

Sie sollten den Arzt auch danach fragen, welche Konsequenzen die Therapie für Ihren täglichen Lebensablauf hat (siehe Tabellen 2.1, 2.2 und 2.3).

Tabelle 2.2: Fragen zur Strahlentherapie

* Welcher Bereich des Körpers soll bestrahlt werden?
* Wie lange wird die Behandlung dauern?
* Wie häufig werden die Bestrahlungen durchgeführt?
* Welche akuten und späten Nebenwirkungen und Schäden können auftreten?
* Wird die Sexualität beeinflußt?
* Was kann ich selber tun, um die Nebenwirkungen und Schäden zu lindern?
* Was passiert, wenn ich keine Strahlentherapie machen lasse?

Tabelle 2.3: Fragen zur Chemotherapie

* Wie viele Therapiezyklen sind geplant?
* Wie lange wird jeder einzelne Zyklus dauern?
* In welchem zeitlichen Abstand müssen die Chemotherapien durchgeführt werden?
* Kann die Therapie auch ambulant duchgeführt werden?
* Kann ich während der Therapietage meinen Alltagsbeschäftigungen nachgehen?
* Wie steht es mit Arbeiten, Sport, Sexualität?
* Welche Nebenwirkungen und Komplikationen können während und nach der Chemotherapie auftreten?
* Gibt es Medikamente gegen die Nebenwirkungen?
* Was kann ich selber tun, um die Nebenwirkungen zu reduzieren und den Heilerfolg zu verbessern?
* Werde ich meinen Beruf weiter ausüben können?
* Werde ich weiter meinen Hobbys nachgehen können?
* Kann ich verreisen und wenn ja, wohin? Welche Einschränkungen bestehen?
* Was kommt auf meine Angehörigen zu?

*36. Bei mir wurde der Krebs zufällig bei der
Operation eines gutartigen Prostataadenoms
festgestellt. Die Krebsgeschwulst konnte jedoch
nach Aussage meines Arztes nicht vollständig
entfernt werden. Mein Arzt meint, daß dies
auch nicht unbedingt notwendig sei, da manche
Prostatakarzinome sehr langsam wüchsen und
die Wahrscheinlichkeit von Beschwerden sehr
gering sei, so daß man mit der Krebstherapie
warten könne.*

Viele Männer leben sehr lange beschwerdefrei mit einem Prostatakrebs, ohne daß dieser ihre Lebensqualität oder Lebenszeit beeinträchtigt. Manche sprechen dann von einem ruhenden Krebs oder
gar in verniedlichender Weise von einem »Haustierkrebs«. Nicht
jeder zufällig entdeckte Prostatakrebs ist jedoch harmlos. Manche
dieser Tumoren können – wenn unbehandelt – sehr schnell wachsen und Tumorabsiedlungen bilden, Beschwerden bereiten und
schließlich zum Tode führen.
Erfreulicherweise gibt es einige relativ genaue Prognosekriterien,
die dem Arzt mit einer gewissen Wahrscheinlichkeit den weiteren
Verlauf vorhersagen können. Von diesen Prognosekriterien (siehe
Kapitel 1) hängt es dann ab, ob eine weitere Therapie notwendig
ist oder nicht. Patienten mit kleinen, auf die Prostata begrenzten
Tumoren (T1) mit hochdifferenziertem Gewebe (G1) leben unbehandelt statistisch genauso lang wie Gesunde. Bei ihnen reichen
häufig regelmäßige Kontrolluntersuchungen aus. Ein T2-Tumor
mit schlechter differenziertem Gewebe (G2–3) und mit stark er-
höhtem PSA bedarf hingegen immer der Therapie.
Bei ruhendem Krebs wird man möglicherweise abwarten oder sich
mit einem Hormonentzug – entweder durch Entfernung der Hoden oder durch Gabe von LH-RH-Analoga – zufriedengeben.
Natürlich müssen in jedem Fall engmaschige Verlaufs- und Kontrolluntersuchungen erfolgen, um gegebenenfalls rechtzeitig eine

Therapie einzuleiten. Auf keinen Fall dürfen diese Patienten mit
»ruhendem Krebs« männliche Hormonpräparate »zur Stärkung«
bekommen. Diese Hormone würden möglicherweise nicht nur die
Sexualität verstärken, sondern auch das Tumorwachstum beschleunigen.

37. Mein Arzt bittet um meine Zustimmung zu einer Therapiestudie? Ich zögere, da ich mich nicht als Versuchskaninchen fühlen möchte.

Ich verstehe Ihre Zurückhaltung, rate Ihnen aber aus mehreren
Gründen, diese Vorurteile nicht zur Grundlage Ihrer Entscheidung
zu machen:
Zwar wurden in den letzten Jahren beträchtliche Fortschritte in
der Karzinomtherapie erzielt, aber dennoch bleibt die Tumorerkrankung eine schwere Erkrankung, von der nicht alle geheilt
werden können. Neuartige Therapien und Therapiekombinatio-
nen müssen entwickelt und ihre Wirkung in Form von Studien
überprüft werden. Die Teilnehmer an Therapiestudien sind die ersten, die von neuen Behandlungsmodalitäten profitieren.
Eine Therapiestudie darf vom Gesetzgeber her nur dann durchgeführt werden, wenn eine Ethikkommission ihre Zustimmung erteilt hat. Diese Ethikkommissionen folgen in Deutschland extrem
strengen Richtlinien und erlauben eine Therapiestudie nur dann,
wenn sie tatsächlich eine Verbesserung gegenüber traditioneller
Therapie verspricht. Sie sind also kein Versuchskaninchen.
Erfahrungsgemäß ist die Betreuung der Patienten innerhalb einer
Studie aufmerksamer und intensiver als bei gewöhnlichen Patienten. Ob dies an der schärferen Aufsicht oder an dem Interesse des
Arztes oder der Pharmaindustrie liegt, ist unklar. Sicher ist jedoch,
daß Sie besser als ein Normalpatient betreut werden. Das Wissen
vieler Spezialisten fließt ein, um Therapiestudien zu gestalten, aus-
zuwerten und zu begleiten. Die Therapie, nach der Sie behandelt

werden, richtet sich immer nach den neuesten wissenschaftlichen
Erkenntnissen.
Die Deutsche Krebshilfe hat zur Problematik und Notwendigkeit
von Therapiestudien eine Informationsbroschüre erstellt, die Sie
bei der Deutschen Krebshilfe kostenlos abrufen können (siehe
»Adressen«).

38. Entstehen mir Nachteile, wenn ich meine Teilnahme an einer Studie verweigere? Kann ich meine Teilnahmeerklärung später widerrufen?

Die Teilnahme an Studien ist strikt freiwillig. Wenn Sie Ihre Teilnahme verweigern, haben Sie dennoch einen Anspruch auf die
derzeit beste Behandlung. Ohne Ihre schriftlich erklärte Zustimmung und ohne vorherige ausführliche Aufklärung darf keine Studie durchgeführt werden. Sie können jederzeit Ihre Zustimmung
rückgängig machen und die Studientherapie abbrechen.

39. Ich möchte an einer Therapiestudie teilnehmen. An wen muß ich mich wenden?

Besprechen Sie Ihren Wunsch bzw. Ihr Einverständnis am besten
mit Ihrem behandelnden Arzt. Sie sollten mit ihm folgende Fragen
besprechen:

- Was ist das Studienziel? (Das Studienziel muß nicht unbedingt
  in einer Verlängerung der Überlebenszeit bestehen, sondern
  kann auch eine Lebensqualitätsverbesserung zum Beispiel in
  Form geringerer Nebenwirkungen zum Ziel haben.)
- Welche Behandlungen und diagnostischen Tests beinhaltet die
  Studie? (Manchmal sind es nur diagnostische Tests, die allerdings auch sehr belastend sein können.)

- Welche Vor- und welche Nachteile hat die Studientherapie im Vergleich zur Standardtherapie?
- Wie wird die Studie den Tagesablauf des Erkrankten beeinflussen? (Bei manchen Studien ist mit einer verlängerten Krankenhausaufenthaltsdauer zu rechnen.)
- Welche Nebenwirkungen können auftreten? (Nicht zu vergessen ist, daß bei Standardtherapien ebenfalls Nebenwirkungen auftreten.)
- Wie lange dauert die Studie?
- Wird die Studie stationär oder ambulant durchgeführt?
- Welche Kosten entstehen für den Betroffenen?
- Besteht eine Haftpflichtversicherung, falls es zu unerwünschten Nebenwirkungen und Komplikationen kommt?
- Ist die Studie mit Langzeitbeobachtungen und Untersuchungen verbunden? Gibt es im gegebenen Fall eine Verdienstausfallentschädigung?

40. Ich werde von allen Seiten mit »guten Ratschlägen« bedrängt. Sie sind sicherlich alle gut gemeint, aber manchmal widersprechen sie sich.

So wie Ihnen geht es leider sehr vielen. Welcher Betroffene hat denn wirklich die Erfahrungen und das notwendige Wissen, um alle medizinischen und nichtmedizinischen Probleme zu kennen? Liegt nicht auch bei jedem Betroffenen die Problematik anders?

Für Sie gilt der Grundsatz, eine klare Linie zu verfolgen und den Empfehlungen des Arztes Ihres Vertrauens zu folgen. Lassen Sie sich nicht in die Auseinandersetzungen um »Schulmedizin – Naturheilverfahren« und damit in Konflikte hineinzerren! Mißtrauen Sie grundsätzlich all denjenigen, die Patentrezepte anbieten! Gerade in der Krebsheilkunde gibt es keine Patentrezepte.

Lassen Sie sich nicht von ungeprüften, fragwürdigen Methoden und »Heilern« verführen; dies gilt vor allem, wenn diese als absolut oder allwissend gepriesen werden. Besprechen Sie mit Ihrem Arzt sachlich diese Angebote! Informieren Sie sich eingehend über die schulmedizinischen Therapien und Möglichkeiten! Die »Schulmedizin« eröffnet heute Möglichkeiten, die vor wenigen Jahren noch undenkbar waren.

Über den Krebsinformationsdienst (KID, Im Neuenheimer Feld 280, 69120 Heidelberg, Telefon 0 62 21/41 01 21), über die Deutsche Krebsgesellschaft und ihre Landesverbände (Geschäftsstelle Hanauer Landstraße 194, 60314 Frankfurt a. M.) oder über die Schweizerische Krebsliga (Effingerstraße 40, Postfach 8219, CH-3001 Bern) können Sie nähere Informationen einholen. Von der Schweizerischen Krebsliga gibt es eine ausführliche Dokumentation der Methoden mit unbewiesener Wirksamkeit in der Onkologie (siehe Literaturauswahl).

41. Zu Hause bedrängen mich viele Fragen, die ich dann beim Arztbesuch bzw. bei der Arztvisite vergessen habe. Auch hat der Arzt ja immer nur begrenzt Zeit für mich übrig, weswegen ich ihn mit meinen Fragen nicht aufhalten möchte.

Niemand, erst recht nicht Ihr Arzt, nimmt es Ihnen übel, wenn Sie sich die Sie bedrängenden Fragen auf einem Merkzettel notieren. Dem Arzt sind gezielte Fragen sehr viel lieber, als wenn er diese von sich aus ansprechen müßte. Eine Auswahl häufig gestellter Fragen finden Sie in den Tabellen 2.1, 2.2, 2.3 (S. 58 und 59). Suchen Sie sich die Fragen aus, die auf Sie zutreffen und auf die Sie eine Antwort haben möchten!

3 Welche Störungen, Beschwerden und Komplikationen können nach der Operation auftreten?

Fragen zur Vorbeugung und Behandlung von Störungen nach der Operation

1. Zu welchen Problemen kann es nach einer radikalen Prostatektomie kommen?

Früher kam es bei fast allen Patienten zu einer dauerhaften *Impotenz* (Impotentia coeundi); eine Erektion (Gliedversteifung) war nicht mehr möglich. Seit einigen Jahren gibt es jedoch Operationsverfahren, nach denen diese Störung seltener auftritt. Voraussetzung ist allerdings, daß die an beiden Seiten unmittelbar neben der Prostata verlaufenden Erektionsnerven nicht tumorbefallen sind. Leider ist dies jedoch häufig der Fall, weswegen viele Patienten mit einem Verlust, zumindest einer Verminderung der spontanen Gliedversteifung rechnen müssen. Kein Operateur kann die Erhaltung der Potenz nach der Prostatektomie garantieren.

Eine *Inkontinenz*, d.h. mangelhafte Kontrolle des Harnabgangs unterschiedlichen Ausmaßes, tritt bei vielen Patienten – zumindest zeitweilig – auf. Meist handelt es sich um eine vorübergehende Störung und nur in Einzelfällen um eine anhaltende völlige Harninkontinenz. In seltenen Fällen kann es einige Zeit nach der Operation zu einer Engstelle im Bereich der neuen Blasen-/Harnröhrenverbindung kommen, so daß das Wasserlassen nur noch erschwert oder gar nicht mehr möglich ist *(Harnröhrenstenose oder -striktur, Anastomosenstriktur)*.

Infolge der Lymphknotenentfernung (Lymphadenektomie) kann es bei 5 bis 10% der Patienten zu einer *Lymphozele* kommen.

Hierunter versteht man den Austritt von Lymphflüssigkeit durch ein großes, bei der Lymphknotenentfernung offen gebliebenes Lymphgefäß. Im Ultraschall läßt sich diese zumeist harmlose und schmerzfreie Komplikation leicht erkennen. Man hat den Eindruck einer sackartigen Erweiterung eines Lymphgefäßes.

Durch die Unterbindung der Lymphabflußwege, manchmal durch große Blutergüsse oder auch Lymphozelen, können Abflußstörungen in den großen Gefäßen entstehen, so z.b. Lymphstauungen in den Beinen *(Lymphödeme)*.

Manchmal werden Nerven verletzt oder gereizt, gelegentlich kommt es bei der Operation zu einem Lagerungsschaden an den Nerven. Eine *Gefühllosigkeit* in Leiste und Oberschenkeln und zeitweise Bewegungseinschränkungen können die Folge sein.

Gelegentlich kommt es im Anschluß an die Operation, besonders nach längerer Katheterisierung zu *Harnwegsentzündungen*. Sie sind mechanisch, aber auch infektiös bedingt.

2. Bei mir soll eine Prostataoperation durch die Harnröhre erfolgen (transurethrale Resektion). Welche Störungen und Nebenwirkungen können auf mich zukommen?

Nebenwirkungen nach einer transurethralen Resektion sind sehr viel seltener als nach einer radikalen Prostataoperation. Eine Inkontinenz kommt bei 0,5 bis 1% aller operierten Patienten vor. Libido und Potenz bleiben im allgemeinen unbeeinflußt; fast immer kommt es jedoch zu einer Infertilität (Impotentia generandi), da der Samen nicht mehr nach vorne, sondern wegen des zerstörten inneren Schließmuskels nach hinten in die Blase entleert wird (retrograde Ejakulation).

Noch längere Zeit bleibt eine Infektgefährdung bestehen. Harnwegsinfekte müssen möglichst frühzeitig mit Antibiotika behandelt werden.

Nachblutungen sind noch einige Zeit nach der Operation möglich.

Auch kann es noch Monate später zu einem Harnverhalt durch eine Harnröhrenstriktur kommen.

3. Seit der Operation habe ich häufigen Harndrang, weshalb ich alle 15 Minuten zur Toilette muß.

Wahrscheinlich haben Sie eine Harnwegsentzündung. Eine erhöhte Infektionsgefährdung der Harnwege besteht aus mehreren Gründen. Die von der Operationsstelle ausgehenden Keime können schnell zu einer Blasen-, Samenleiter- oder Nebenhodenentzündung führen.

Eine Infektionsquelle ist häufig der Urinkatheter. Auch wenn beim Einführen des Katheters noch so steril gearbeitet wird, lassen sich doch eine Keimverschleppung und eine Infektion an der Schleimhaut fast nie verhindern. Nach Entfernung des Katheters muß eine sorgfältige Nachbehandlung erfolgen, um ggf. bestehende Entzündungen abzuheilen. Brennen beim Wasserlassen sowie häufiger Harndrang sind Zeichen einer Entzündung, die konsequent mit Antibiotika behandelt werden muß.

Wurde ein Harnwegsinfekt als Ursache ausgeschlossen, dann wird die Blase mit einem »atropinartig wirkenden Medikament« ruhiggestellt. Dadurch kann gleichzeitig bei einigen Patienten die frühe postoperative Harninkontinenz verbessert werden.

Wenn der Harnabfluß nicht ungestört vonstatten geht, Harnabflußhindernisse vorliegen und der Harn sich staut, kommt es schnell zur Vermehrung von Bakterien. Der Urin – besonders der alkalische Urin – ist ein sehr guter Nährboden für Bakterien. Deshalb muß eine Restharnbildung in der Blase verhindert werden.

Eine Ansäuerung des Harns, z.B. durch die Einnahme von Mixtura solvens (Ammoniumchlorid) oder Methionin, führt zu einer Hemmung des Keimwachstums, verhindert eine Steinbildung und optimiert die Wirkung bestimmter Antibiotika. Man kann auch Vitamin C nehmen, von dem man allerdings relativ hohe Dosen zum Ansäuern braucht.

Jede Harninfektion muß rechtzeitig und ausreichend behandelt werden. Danach muß man sich durch sorgfältige Harnuntersuchungen vergewissern, daß der Harn auch wirklich keimfrei geworden ist und in den Harnwegen keine Bakterien zurückgeblieben sind. Letztere können sozusagen auf der Lauer liegen, um bei Schwächung der Widerstandskraft, z.B. einer Grippe oder einer Katheterisierung, erneut Infektionen hervorzurufen.

4. Wie wird eine Harnwegsentzündung festgestellt?

Brennen und Schmerzen beim Wasserlassen sind wichtige Symptome, die an eine Infektion der Harnwege (Urethritis) denken lassen. Meist ist beim Prostatektomierten gleichzeitig auch die Blase entzündet, da der Verschlußmechanismus der Blase nicht mehr intakt ist.

Bei einer *Blasenentzündung* verspürt man meistens die typischen Symptome einer Reizblase, d.h. häufigen Harndrang, obwohl nur wenige Tropfen kommen.

Eine Entzündung im *Nierenbecken* verursacht hohes Fieber und dumpfe Schmerzen in der Rückengegend, die nicht selten fälschlich mit Ischias verwechselt werden. All diese Symptome sollten dem Arzt mitgeteilt werden, der dann eine Urinanalyse und gegebenenfalls weitere Untersuchungen durchfuhren läßt.

Am Anfang der Urinuntersuchung steht wie im Altertum die Harnschau. Diese Untersuchung wird heute durch eine chemische, mikroskopische und bakteriologische Untersuchung des Harns ergänzt.

Eine sorgfältige Harngewinnung ist für eine einwandfreie Diagnose von besonderer Bedeutung. Den steril gewonnenen Mittelstrahlurin kann man in ein bakteriologisches Institut schicken, um ggf. die verursachenden Bakterien zu identifizieren und auf ihre Empfindlichkeit gegen Antibiotika zu testen. Anschließend kann der Arzt mit großer Sicherheit festlegen, welche Medikamente wirksam sind bzw. welche wirkungslos bleiben.

5. Welche Allgemeinmaßnahmen sind – neben der Einnahme von Antibiotika – bei Harnwegsinfektionen zu beachten?

Bei schweren Infektionen sind Bettruhe und leichte Kost Grundlage der Behandlung. Besonders wichtig ist eine reichliche Flüssigkeitszufuhr von mindestens 2½ Litern, die über den ganzen Tag verteilt getrunken werden sollten.

Hierdurch wird eine bessere Durchspülung der Harnwege zur Vorbeugung von Keimwachstum und zur Ausschwemmung der Bakterien bewirkt. Dies ist gerade für inkontinente Patienten wichtig. Bestimmte Blasen und Nierentees haben neben der ausschwemmenden Wirkung die Eigenschaft, die Keimabwehr des Körpers zu unterstützen. Eine gezielte Anwendung von Medikamenten, die gegen die Bakterien wirksam sind, ist unbedingt notwendig. Die Ermittlung der Keimart und des gegen diese Keime wirksamen Medikaments (Antibiogramm) stehen im Mittelpunkt dieser gezielten Behandlung.

6. Mit welchen Nebenwirkungen ist nach Entfernung der Hoden zu rechnen? Was kann man gegen die Hitzewallungen tun?

Der operative Eingriff wird von nahezu allen Patienten komplikationslos vertragen. Er läßt sich auch bei regionaler Betäubung einfach durchführen, wenn das Risiko für eine Allgemeinnarkose hoch erscheint.

In Folge des Hormonentzugs kommt es zu einer kompletten Impotenz (Impotentia coeundi). Sie ist nicht mehr rückgängig zu machen. Libido und Potenz gehen verloren.

Die wichtigsten Nebenwirkungen sind bedingt durch den Entzug der männlichen Geschlechtshormone. Die Verminderung der Geschlechtshormone führt zu einer Ausschüttung von Botenstoffen, die im Wärmeregulationszentrum des Gehirns angreifen und Hitzewallungen und Schweißausbrüche verursachen können. Beschwerden, die denen der Frauen in den Wechseljahren ähnlich sind, können sich dann einstellen. Cyproteronacetat oder eine niedrig dosierte Gestagentherapie oder niedrig dosierte Clonidin-Tabletten lassen diese Beschwerden im allgemeinen verschwinden. Auf Östrogene sollte wegen der Nebenwirkungen nur dann zurückgegriffen werden, wenn die genannten Präparate nicht mehr wirken. Bei einer Behandlung mit Clonidin sollte der Blutdruck regelmäßig kontrolliert werden, da es sich bei diesem Präparat eigentlich um ein blutdrucksenkendes Mittel handelt.

Selten kommt es nach einer Hodenoperation zu einem Anschwellen der Brustdrüse. Diese Beschwerden findet man häufiger, wenn zusätzlich Hormone bzw. Antihormone gegeben werden. Eine milde prophylaktische Bestrahlung der Brustdrüsen verhindert diese Beschwerden.

Der langfristige Entzug von Testosteron kann zu einem Verlust von Knochenmineralien und einem erhöhten Osteoporoserisiko führen. Auf eine Vitamin-D-reiche Kost sollte daher geachtet und in den Wintermonaten eventuell zusätzlich Vitamin D eingenommen werden (siehe auch Ratgeber »Delbrück: Ernährung für Krebserkrankte« [siehe Literaturauswahl]). Bisphosphonate (z. B. Zometa®) haben nicht nur den Vorteil, das Fortschreiten von Tumorabsiedlungen im Knochen aufzuhalten und Skelettkomplikationen zu verhindern, sondern auch das Osteoporoserisiko bei hormonell behandelten Patienten zu reduzieren.

Die meisten Männer haben Angst, von sich aus über Sexualität und ihre diesbezüglichen Befürchtungen zu reden, und natürlich gibt es auch – ebenfalls meist unausgesprochen – Probleme mit der Partnerin. All diese Umstände können dazu führen, daß hier ein seelisches Tief entsteht, in dem sich auch starke und aktive Männer mut- und hoffnungslos fühlen. So stellt diese Erkrankung den betroffenen Mann, aber auch jede Partnerschaft auf eine schwere Probe, und es ist in vielen Fällen durchaus sinnvoll und hilfreich, neben der medizinischen Behandlung die Unterstützung eines Psychologen in Anspruch zu nehmen.

7. Ich habe gehört, daß es einen Hodenersatz gibt.

Natürlich handelt es sich hier nur um einen kosmetischen Ersatz, der die hormonbildende Funktion des ursprünglichen Hodens nicht ersetzen kann – und auch nicht ersetzen soll. Schließlich wird mit der Hodenentfernung ja absichtlich der Entzug männlicher Geschlechtshormone bezweckt.
Die operative Entfernung der Hoden kann zu starken seelischen Belastungen führen. Meist wird eine plastische Orchiektomie durchgeführt, bei der die Hodenhüllen erhalten bleiben. In sie können Prothesen (Hodenhülsen) eingepflanzt werden. Sie bestehen aus Kugeln einer gelatineähnlichen Masse und sind so weich, daß sie kein Fremdkörpergefühl erzeugen.

8. Wie lange Zeit nach der Hodenentfernung kommt es zur Impotenz?

Diese tritt schon binnen weniger Stunden nach der Hodenentfernung ein.
Nach einer medikamentös eingeleiteten Kastration dauert es mehrere Wochen und nach einer Strahlentherapie mehrere Monate, bis das sexuelle Interesse und die Potenz erlöschen.

9. Ich habe von einer medikamentösen Therapie gehört, mit der sich trotz Impotenz eine Erektion und damit auch Geschlechtsverkehr ermöglichen läßt.

Durch Injektion einer papaverin- oder prostaglandinähnlichen Flüssigkeit in die Schwellkörperbasis kann eine Erektion des Penis herbeigeführt werden (SKAT = Schwellkörperautoinjektionstherapie). Hierdurch werden die arteriellen Blutadern geöffnet und die Durchlässigkeit der Venen vermindert, d.h., der Blutfluß wird verstärkt und der Rückfluß aus dem Penis geblockt. Die Erektion kann Stunden anhalten; die Erfolgsrate mit dieser Technik liegt bei etwa 70%.

Wie der Diabetiker muß man nicht nur die Technik der Injektion erlernen, sondern auch die richtige Dosierung einhalten. Ihre Festlegung sollte nur unter ärztlicher Kontrolle erfolgen. Bei zu starker Dosierung kann es zu Priapismus, d.h. zu einer schmerzhaften Dauererektion kommen. Eine Zerstörung der Schwellkörper kann die Folge sein. Bei zu niedriger Dosierung ist die Erektion hingegen unzureichend.

Seit kurzem gibt es dieses Medikament auch als kleine Pille oder als Zäpfchen, das man direkt in die Harnröhre geben kann und so ohne Spritze eine Gliedversteifung herbeiführt.

Ein großes Problem stellen für viele die mit dieser Therapie verbundenen Kosten dar. Manche Krankenkassen sind nämlich nicht zur Kostenübernahme bereit. Es bedarf der ausführlichen ärztlichen Begründung.

Eine weitere Möglichkeit stellt die »Vakuumtherapie« dar (Erec-Aid System von Osborn). Das Prinzip basiert darauf, daß eine Erektion erzielt wird, indem ein Zylinder über den Penis gestülpt wird und indem durch einen durch eine Pumpe erzeugten Unterdruck Blut in die Schwellkörper gezogen wird. Die Erektion wird durch einen speziellen Spannungsring erhalten, den der Patient um die Peniswurzel legt. Im Gegensatz zu den anderen erwähnten Möglichkeiten werden die Kosten dieser Methode von den meisten Krankenkassen erstattet.

Bei leichten Formen von Erektionsschwäche können auch Medikamente eingesetzt werden. Hierzu gehören auch pflanzliche Präparate wie z. B. Yohimbin. Auch die Einnahme von Sildenafil kann bei manchen Betroffenen helfen. Nach alleiniger Prostatektomie sollte auf jeden Fall Sildenafil (VIAGRA® oder LEVITRA®) versucht werden.

Wenn all diese erwähnten Methoden nicht erfolgreich sind, kann auch an ein operatives Einsetzen einer Prothese gedacht werden. Es gibt zur Zeit mindestens 15 verschiedene Modelle peniler Prothesen, welche jedoch alle Vor- und Nachteile haben.

Grundsätzlich muß darauf hingewiesen werden, daß alle erwähnten Hilfen zwar möglicherweise die Erektionsfähigkeit bei impotenten Patienten wieder herstellen, jedoch nicht sexuelle Wünsche, Ejakulation, Orgasmus und Empfindsamkeit beeinflussen. Durch diese Operationen werden auch keine ungelösten Eheprobleme beseitigt.

Nähere Einzelheiten über die verschiedenen Hilfsmöglichkeiten bei Impotenz können in speziellen Ratgebern für Impotenz nachgelesen werden (siehe Literaturauswahl).

10. Bei mir kommt es zwar zu einer Erektion und einem Orgasmus, jedoch nicht mehr zur Ejakulation.

Bei Ihnen wurde wahrscheinlich lediglich eine Prostataresektion (transurethrale Resektion = TUR), also keine radikale Prostatektomie und keine Entfernung der Hoden vorgenommen. Bei einer Prostataresektion kommt es meist zu einer Weitstellung des inneren Schließmuskels, so daß der Samen rückwärts in die Blase fließt und nicht nach außen geschleudert wird (trockene Ejakulation).

Da einige Patienten einen unwillkürlichen Urinverlust beim Orgasmus beklagen, sollte die Harnblase vor dem Geschlechtsverkehr entleert werden.

11. Meine Beine sind seit der Operation und Bestrahlung angeschwollen (Lymphödem). Ich soll deswegen eine Lymphdrainage bekommen. Was ist das?

Ursache ist ein Lymphstau, der infolge verletzter Lymphgefäße entstehen kann. Auch nach Lymphknotenentfernung und Bestrahlung kann es zum Lymphödem kommen.

Die Behandlung des Beinödems beginnt damit, daß das Bein so häufig wie möglich auf einer flachen Unterlage hochgelagert wird. Das Tragen eines Kompressionsstrumpfes wird empfohlen. So früh wie möglich sollten manuell entstauende Maßnahmen (sogenannte Lymphdrainagen) durchgeführt werden. Bei schweren Lymphödemen empfiehlt sich die kombinierte manuelle Lymphdrainage mit apparativer Lymphdrainage.

Die Lymphdrainage ist eine spezielle Behandlungsform, durch die die Lymphflüssigkeit in nicht blockierte Abflußgebiete abgeleitet wird. Die Beweglichkeit der Gefäße (Vasomotorik) wird aktiviert, die Bildung neuer Lymphgefäße angeregt. Die Transportfunktion des Lymphsystems wird so verbessert und eine Verhärtung des Gewebes verhindert.

Die Lymphdrainage ist eine sehr differenzierte Behandlungsmethode, die einer besonderen Ausbildung und speziellen Erfahrung bedarf. Die auf diese Behandlung spezialisierten Masseure heißen Lymphtherapeuten.

Am geeignetsten erscheint die Einleitung der Lymphtherapie in einer Tumornachsorgeklinik bzw. während der Anschlußheilbehandlung. Hier können neben weiteren Verhaltensmaßnahmen auch Adressen der in Ihrer Region weiterbehandelnden Lymphtherapeuten vermittelt werden.

12. Welche Symptome weisen auf ein Lymphödem hin?

Vor einer sichtbaren Schwellung treten häufig schon Symptome auf wie Schweregefühl, Spannungsschmerzen, Ermüdbarkeit und Bewegungseinschränkung des Beines. Muskelkrämpfe und Gefühlsstörungen am Fuß und den Zehen sind häufig. Schon zu diesem Zeitpunkt sollte eine (prophylaktische) Lymphdrainage einsetzen.

4 Wann und warum kommt es zu unwillkürlichem Harnabgang?

Fragen zur Entstehung und Behandlung von Inkontinenzstörungen

Tabelle 4.1: Häufigste Fragen des Arztes bei unwillkürlichem
Harnabgang

- Wie häufig pro Tag gehen Sie zur Toilette, um Wasser zu lassen?
- Müssen Sie nachts zur Toilette? Wenn ja, wie häufig?
- Geht Urin gelegentlich unwillkürlich ab?
- Benutzen Sie Vorlagen? Wenn ja, wie viele? Wie naß sind die Vorlagen? Wie groß sind die Vorlagen?
- Besteht dranghafter oder unbewußter Harnabgang? Ist das Wasserlassen beim Harndrang erschwert?
- Tut das Wasserlassen weh? Brennt die Harnröhre beim Wasserlassen?
- Ist der Harnstrahl abgeschwächt? Können Sie den Harnstrahl willkürlich anhalten bzw. unterbrechen?
- Bleibt das Gefühl einer gefüllten Blase nach dem Wasserlassen? Träufelt der Urin gelegentlich nach?
- Wie groß sind die Urinmengen?

1. Bei mir ist es nach der Operation zu unwillkürlichem Urinabgang (Inkontinenz) gekommen. Welches können die Ursachen hierfür sein?

Es werden verschiedene Ursachen der Harninkontinenz unterschieden:

1. Der unfreiwillige Urinabgang infolge eines geschädigten Harnröhrenverschlußmechanismus ist die häufigste Ursache für eine Inkontinenz nach einer Prostataoperation. Der Mann hat zwei Schließmuskelsysteme. Der eine Muskel (innerer Schließmuskel) liegt direkt an der Prostata und geht zwangsläufig mit der Prostataentfernung verloren. Der andere Schließmuskel (äußerer Schließmuskel) liegt unterhalb der Prostata und wird bei den Operationen geschont. Dieser äußere Schließmuskel muß lernen, die Funktionen des anderen zu übernehmen, was unterschiedlich lange dauern kann.
   Unter Belastungen wie Husten, Lachen, Pressen oder Tragen schwerer Lasten kommt es zu einem unfreiwilligen Harnabgang, weswegen diese Form der Urininkontinenz auch *Belastungs- oder Streßinkontinenz* genannt wird. Der Grund dafür ist, daß der innere Schließmuskel bei der Operation mit der Prostata entfernt wurde und der äußere Schließmuskel sich noch nicht an die erneute Belastung gewöhnt hat. Diese Inkontinenzform bessert sich durch Beckenbodengymnastik und Elektrostimulation.

2. Der mit intensivem Harndrang einhergehende unfreiwillige Harnverlust wird auch *Dranginkontinenz (Urge-Inkontinenz)* genannt. Diese Inkontinenzform tritt bei Reizungen der Blase auf, z.B. im Verlauf einer Blasenentzündung. Bei Harnwegsinfekten infolge längerer Katheterlegung entsteht sie häufiger, ansonsten ist diese Form von Inkontinenz nach Prostataoperationen insgesamt selten.

3. Der Harnverlust infolge unwillkürlicher Verkrampfungen der Blase *(Reflexinkontinenz sowie die extraurethrale Inkontinenz)* als Folge eines Hindernisses ist bei Prostatakarzinom-

patienten selten. Diese Form von Inkontinenz tritt häufig
bei Rückenmarks- oder Hirnstammstörungen z.B. bei Quer-
schnittsgelähmten, aber auch bei anders bedingten Nerven-
schädigungen auf.

2. Warum kommt es nach der Operation bei dem einen zu Inkontinenzproblemen, wohingegen andere beschwerdefrei sind? Wie erklären sich die unterschiedlichen Häufigkeitsangaben?

Eine Harninkontinenz tritt – zumindest zeitweilig – bei den meisten operierten Patienten nach einer operativen Behandlung der
Prostata auf. Nur ist sie bei dem einen hartnäckiger und stärker
ausgeprägt, bei dem anderen hingegen bildet sie sich sehr schnell
zurück. Besonders gefährdet sind diejenigen, bei denen schon vor
der Operation ein gestörter Verschlußmechanismus vorlag, bei denen der Tumor sehr ausgedehnt war oder bei denjenigen, bei denen der äußere Schließmuskel befallen war. Eine Inkontinenz tritt
häufiger bei Patienten mit ehemaliger Altersprostata auf.
Die Diskrepanz der Häufigkeitsangaben erklärt sich nicht nur mit
den verschiedenen Operationsverfahren und der Radikalität, sondern unter anderem auch mit einer unterschiedlichen Definition
der Harninkontinenz. Die hohen Raten schließen oft milde Formen der Streßinkontinenz mit ein, während bei den niedrigen Raten oft nur schwere und langdauernde Inkontinenzen berücksichtigt werden.

3. Ich soll eine Streßinkontinenz haben, weswegen ich allem Streß aus dem Wege gehen muß.

Gemeint ist lediglich, daß Sie körperliche Anstrengungen, speziell
Belastungen der Bauchmuskulatur, vermeiden sollen. Bei der

Streßinkontinenz kommt es nämlich bevorzugt unter Belastungen wie Pressen, Niesen und Husten zu einem Harnverlust.

Die Angabe einer Kontinenz im Liegen, die Fähigkeit zur Unterbrechung des Harnstrahls oder der Abgang von nur wenigen Millilitern Urin bei besonderen körperlichen Belastungen erlauben meist immer die Vorhersage, daß sich diese Inkontinenzform bessern wird. Besteht hingegen eine Inkontinenz auch in Ruhe und im Liegen, so kann es längere Zeit bis zur Besserung dauern.

Der Beckenboden spielt bei der Belastungsinkontinenz eine besondere Rolle. Die Beckenbodenmuskulatur sorgt normalerweise dafür, daß bei Drucksteigerungen im Bauchraum (z.B. durch Husten) der Druck gleichmäßig auf die Blase und das Verschlußsystem wirkt. Ist der Beckenboden geschwächt, so ist der Druck auf die Blase größer als auf die Harnröhre, deren Verschluß damit »undicht« wird.

Eine konsequente Beckenbodengymnastik führt im Idealfall zur Stärkung der Muskulatur um die Harnröhre.

Manche Urologen setzen auch eine Elektrostimulation des Beckenbodens ein. Die von einem durch den After eingeführten Stimulator (z.B. Urofit®) abgegebenen elektrischen Impulse regen die Verschlußmuskulatur zu Kontraktionen an und verstärken so die Muskelkraft.

Der Anpassungsprozeß dauert ca. sechs bis zwölf Wochen. Bei einigen Patienten – insbesondere denjenigen, die vorher keine Beschwerden wegen einer Altersprostata hatten – ist der Erholungsvorgang bis zur Kompensation kürzer, bei ehemaligen Prostataadenomträgern hingegen wesentlich länger. In der Anpassungsphase sollte bei leichter Inkontinenz mit tropfenweisem Harnabgang ein Tropfenschutz getragen werden. Bei stärkerer Inkontinenz ist das ständige Tragen eines Kondomurinals in Erwägung zu ziehen. Auf keinen Fall sollten Sie ein Urinal ohne ärztliche Verordnung verwenden. Eine ärztliche Überwachung ist notwendig.

Wenn die Inkontinenz trotz intensiver Beckenbodengymnastik länger als 12 bis 16 Monate anhält, sollte die Anlage eines künstlichen Schließmuskels in Erwägung gezogen werden.

4. Bei mir ist es nach der radikalen Prostatektomie zu einer Inkontinenz, Schweregrad I, gekommen. Was ist hierunter zu verstehen?

Bei Ihnen wurde der innere Schließmuskel im Rahmen der Operation entfernt, und der äußere Schließmuskel schafft offensichtlich noch keinen vollständigen Abschluß der Blase bei Husten, Pressen und schwerem Heben. Man würde von einem Schweregrad II dann sprechen, wenn der Harnverlust beim Gehen, Bewegen und Aufstehen einträte. Von einem Schweregrad III spricht man dann, wenn es schon zu einem Harnverlust in Ruhe, wie z.B. im Liegen, kommt.

Bei einer anderen Einteilung der Schweregrade versteht man unter schwerer Inkontinenz einen Harnverlust von ca. 200 bis 300 ml innerhalb von vier Stunden, unter einer mittelschweren Inkontinenz einen Harnverlust von ca. 100 bis 200 ml innerhalb von vier Stunden und unter einer leichten Inkontinenz einen Harnverlust von ca. 50 bis 100 ml innerhalb von vier Stunden.

Therapeutisch empfehle ich Ihnen Beckenbodengymnastik. Begehen Sie auf keinen Fall den Fehler, die Flüssigkeitsaufnahme zu verringern. Die Ursache der Inkontinenz können Sie durch Reduzierung der Flüssigkeitsaufnahme nicht beeinflussen. Im Gegenteil, bei Inkontinenz müssen Sie viel trinken, um für eine gute Durchspülung der Blase zu sorgen. Hierdurch kann gefährlichem Keimwachstum in der Blase vorgebeugt werden.

Bei »Austrocknung« erhöht sich das Risiko psychischer Störungen. Außerdem riskieren Sie eine Darmverstopfung, ja sogar eine Harnvergiftung (Urämie).

5. Zwei Jahre nach einer radikalen Operation bin ich trotz intensiver Beckenbodengymnastik immer noch inkontinent. Was kann ich noch tun, um den Zustand zu verbessern?

Vorausgesetzt, daß die Beckenbodengymnastik korrekt durchgeführt wurde, ist wahrscheinlich jetzt nicht mehr mit einer Besserung zu rechnen.

Bei kleineren Defekten im Schließmuskel hilft u.U. eine Unterspritzung der defekten Schließmuskelpartie z.B. mit Kollagen, so daß die »Bremsen« wieder besser ziehen. Ansonsten kommt nur ein Einbau eines künstlichen Schließmuskelsystems in Frage.

6. Ich soll eine totale Inkontinenz haben. Was ist darunter zu verstehen? Was kann ich dagegen tun?

Man spricht dann von einer totalen Inkontinenz, wenn jeder Tropfen Urin, der die Harnleiter verläßt, sofort zur Harnröhre hinausläuft. Die Reservoirfunktion der Blase ist hierbei also gleich null. Durch konservative Maßnahmen, d.h. durch Medikamente oder durch Beckenbodengymnastik, ist eine derartige Störung nicht zu beherrschen. Bei dieser Form von Inkontinenz kommt nur eine Operation mit Anlage eines künstlichen Schließmuskels in Frage. Bis dahin muß man ein Kondomurinal tragen. Bis zur Operation muß die Blase vor einer Schrumpfung bewahrt werden. Sie muß also gelegentlich gefüllt sein (Blasentraining) und nicht – was bei Vorlagen, einem Dauerkatheter oder einem Urinal leicht geschehen kann – dauernd entlastet sein. Eine Füllung der Blase erreicht man durch eine »Cunningham-Klemme« (weiche Penisklemme), durch ein Penisbändchen oder durch gelegentliches Abklemmen des Dauerkatheters.

7. Läßt sich die Funktionsfähigkeit des Schließ-
muskels eigentlich auch messen?

Die sonst so wichtige *Uroflowmetrie* ist nach Meinung einiger
Urologen ohne wesentliche Bedeutung. Die *Zystometrie*, d. h. die
Messung der Blasenmuskelstärke, hat lediglich die Funktion einer
Ausschlußdiagnostik. Entscheidende Aussagen zum Funktionszu-
stand des Schließmuskelsystems können von dem Ureterdruckpro-
fil *(Profilometrie)* erwartet werden. Mit ihr kann der Verschluß-
druck der Harnröhre in ihren verschiedenen Abschnitten gemessen und registriert werden (Harnröhrendruckprofil). In der Praxis
spielen die Untersuchungsmethoden allerdings nur eine geringe
Rolle. Hier behilft man sich vorrangig mit sonographischen Nach-
weisverfahren. Die Endoskopie (Spiegelung durch die Harnröhre)
gestattet in den Händen Erfahrener eine gute Aussage.

8. Wie arbeitet ein künstlicher Blasenschließmuskel?

Um zu verhindern, daß Urin abfließen kann, wird um die Harnröhre eine Verschlußmanschette implantiert. Dies geschieht meist
in Allgemeinnarkose. Der druckregulierende Ballon, der für den
automatischen Verschluß der Manschette notwendig ist, wird im
Unterbauch implantiert, wobei die Pumpe zur Steuerung der Manschette im Hodensack plaziert wird. Die Verschlußmanschette, der
druckregulierende Ballon und die Pumpe sind durch ein Schlauchsystem miteinander verbunden (Abbildung 4.1a, S. 84).
Im Normalzustand ist die Verschlußmanschette mit steriler Flüssigkeit gefüllt und damit die Harnröhre verschlossen (Abbildung
4.1b, S. 84). Wenn Sie die Blase entleeren wollen, müssen Sie den
unteren Teil der Kontrollpumpe mit den Fingern mehrmals kräftig
zusammendrücken. Die Flüssigkeit läuft dann aus der Verschlußmanschette in den druckregulierenden Ballon, die Manschette öff-
net sich, und der Harn kann durch die Harnröhre abfließen
(Abbildung 4.1c, S. 84). Der Ballon füllt die Verschlußmanschette

automatisch über die Kontrollpumpe, so daß innerhalb weniger
Minuten die Harnröhre wieder verschlossen ist (Abbildung 4.1d,
S. 84).
Wenn die Einpflanzung eines künstlichen Harnschließmuskels
nicht in Frage kommt, ist ein Kondomurinal ideal zur Versorgung
einer totalen Inkontinenz (Abbildung 4.2, S. 85). Bei einer Streßinkontinenz mit Aussicht auf Erfolg unter konservativer Therapie
sollte ein Kondomurinal nur für kurze Zeit und nur in bestimmten
Situationen (z. B. während eines Theaterbesuchs oder bei ähnli-
chen Aktivitäten) empfohlen werden. Ansonsten verläßt man sich
zu sehr auf die durch das Kondomurinal bewirkte Sicherheit, ohne
sich um die Kontraktion und das Training der Beckenbodenmuskulatur zu kümmern.
Das Anlegen eines derartigen Kondomurinals ist sehr einfach,
kann allerdings bei kleinem Penis Schwierigkeiten bereiten. Der
mobile Patient trägt dazu einen Beinbeutel mit Rückflußsperre
und Kammereinteilung; bei immobilen Patienten wird ein Bett-
beutel angeschlossen. Die Befestigung erfolgt mit einer bequemen
Beinbeuteltasche aus Baumwolle am Oberschenkel oder am
Unterschenkel. Während der Nacht empfiehlt sich der Anschluß
eines 2-Liter-Nachtbeutels mit Ablauf. Eine Tragezeit von bis zu
48 Stunden ist möglich.
Die Kondomurinale haben einen guten Tragekomfort, ermöglichen hohe Mobilität und sind zuverlässig. Eine Geruchsbelästigung wird weitgehend vermieden. Es gibt die Urinale in verschiedenen Größen und von verschiedenen Firmen, so daß eine indivi-
duelle Anpassung möglich ist.

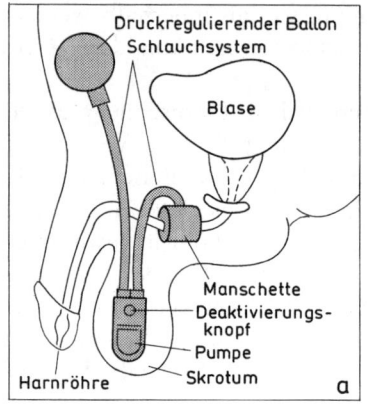
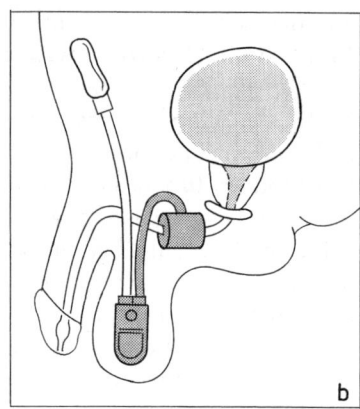
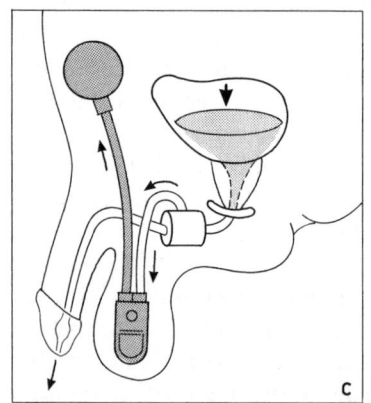
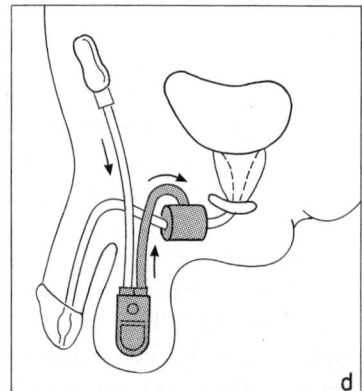

Abbildung 4.1: Arbeitsweise eines künstlichen Blasenschließmuskels

a) Lage des künstlichen Schließmuskels (Scott Sphincter AMS 900): Der druckregulierende Ballon wird in den Unterbauch implantiert. Die einzelnen Teile des Blasenschließmuskels sind durch ein Schlauchsystem miteinander verbunden, durch das sich die Flüssigkeit in der Vorrichtung bewegt. Eine Manschette umschließt die Harnröhre.
Bei Männern liegt die Pumpe im Hoden und läßt sich durch die Haut gut ertasten. Der untere Teil der Pumpe ist weich und zusammendrückbar; der obere Teil mit dem Deaktivierungsknopf ist hart.

b)–c) Funktionsweise des künstlichen Schließmuskels

b) Die mit Flüssigkeit gefüllte Manschette drückt die Harnröhre leicht
zusammen, um den Harn in der Blase zu halten.

c) Zum Wasserlassen wird die Manschette durch mehrmaliges Zusammendrücken der Pumpe geöffnet. Damit fließt die Flüssigkeit aus der
Manschette in den Ballon. Da die leere Manschette die Harnröhre
nicht durch Druck schließt, kann Harn aus der Blase fließen.

d) Die Flüssigkeit fließt innerhalb weniger Minuten nach dem Wasserlassen automatisch aus dem Ballon in die Manschette zurück. Die
volle Manschette schließt nun die Harnröhre wieder.

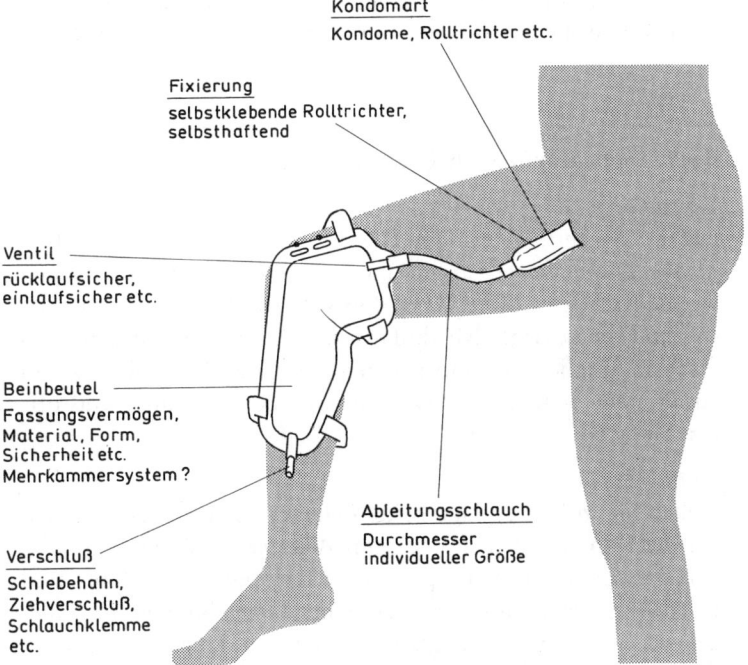

Kondomart
Kondome, Rolltrichter etc.

Fixierung
selbstklebende Rolltrichter,
selbsthaftend

Ventil
rücklaufsicher,
einlaufsicher etc.

Beinbeutel
Fassungsvermögen,
Material, Form,
Sicherheit etc.
Mehrkammersystem?

Ableitungsschlauch
Durchmesser
individueller Größe

Verschluß
Schiebehahn,
Ziehverschluß,
Schlauchklemme
etc.

Abbildung 4.2: Das Prinzip zeitgemäßer Urinalversorgung für männliche Personen

9. Worin besteht die Beckenbodengymnastik?

Im wesentlichen besteht sie in einer Stärkung der Beckenbodenmuskulatur und gleichzeitig des äußeren Schließmuskels, dessen
Funktion – im Gegensatz zum inneren Schließmuskel – durch
Training beeinflußbar ist. Die Technik des Beckenbodentrainings
besteht darin, daß die quergestreifte Beckenbodensphinktermus-
kulatur willkürlich zusammengekniffen wird, ohne die Bauchdek-
ken anzuspannen und somit eine Druckerhöhung im Bauchraum
zu verursachen. Die korrekte Durchführung des Beckenbodentrainings ist der wesentlichste Bestandteil der Streßinkontinenzbe-
handlung.
Sicher ist, daß eine Gewichtsreduktion bei Übergewichtigen die
Ergebnisse des Beckenbodentrainings positiv beeinflussen kann.

Beckenbodenübungen bei Harninkontinenz

Übung 1:
Legen Sie sich flach auf den Rücken, und stellen Sie beide Beine auf. Die Füße stehen nun nahe nebeneinander, wohingegen
Sie die Knie weit öffnen. Beim *Ausatmen* spannen Sie das Gesäß und die gesamte Muskulatur um After und Harnröhre so
fest wie möglich an, und bringen Sie dabei die Knie langsam
zusammen. Beim *Einatmen* lösen Sie die Spannung, und öffnen Sie wieder die Knie.

Übung 2:
Stellen Sie in Rückenlage beide Beine eng nebeneinander, wobei die Knie sich berühren. Beim *Ausatmen* spannen Sie wieder das Gesäß und die gesamte Muskulatur um After und
Harnröhre fest an und strecken dabei das rechte Bein im Knie-
gelenk. Beim Einatmen senken Sie das Bein langsam wieder in
die Ausgangsstellung und lösen die Spannung. Die gleiche
Übung sollten Sie mit dem linken Bein wiederholen.

Übung 3:
Stellen Sie in Rückenlage ein Bein auf, das andere strecken Sie flach aus. Stellen Sie sich vor, Sie müßten das ausgestreckte Bein in den Bauch hineinziehen. Spannen Sie dabei, wie bei den vorherigen Übungen, die gesamte Beckenboden- und Gesäßmuskulatur fest an. Nach einer kurzen Entspannungspause wird die Übung dann mit dem anderen Bein wiederholt.

Übung 4:
Setzen Sie sich mit rundem Rücken hin, und kneifen Sie beim *Ausatmen* die Muskulatur um After und Harnröhre so fest wie möglich zusammen. Die Spannung sollten Sie 10 bis 15 Sekunden lang halten, beim Einatmen entspannen Sie dann. Die gleiche Übung sollten Sie auch mit durchgedrücktem geraden Rücken wiederholen.

Übung 5:
Setzen Sie sich gerade hin und strecken Sie beide Beine über Kreuz aus. Beim *Ausatmen* pressen Sie die Außenkanten der Füße so fest wie möglich gegeneinander, und spannen Sie dabei die Gesäß- und Beckenbodenmuskulatur fest an. Halten Sie die Spannung 10 bis 15 Sekunden und lassen dann beim *Einatmen* locker.

Übung 6:
Setzen Sie sich auf den Boden, und stellen Sie die Füße etwa hüftbreit voneinander entfernt auf. Drücken Sie beide Knie mit den Händen zusammen. Versuchen Sie, beim *Ausatmen* die Knie gegen den Druck der Hände zu öffnen. Beim *Einatmen* lösen Sie dann wieder die Spannung.

Übung 7:
Lassen Sie den Rücken durchhängen wie beim Hohlkreuz, und *atmen* Sie ein. Während des *Ausatmens* machen Sie den Rücken rund, ziehen den Bauch flach ein und spannen die Gesäßmuskulatur kräftig an.

10. *Ich habe von einem Bekannten gehört, daß bei
    ihm eine Elektrotherapie sehr geholfen habe.
    Was ist darunter zu verstehen? Was kann ich
    zusätzlich gegen die Inkontinenz tun?*

Unterstützt werden kann die Beckenbodengymnastik durch Elektrostimulation mit oder ohne Biofeedbackmethode. Bei ihr wird die Beckenbodenmuskulatur durch niedrigfrequente Stromstöße zur Arbeit angeregt. Die Elektroden werden hierbei durch eine kleine Sonde über den Anus in den Enddarm eingeführt, und die Beckenbodenmuskulatur wird durch milden Reizstrom gereizt. Der Patient verspürt die Mittelfrequenz. Sinusimpulse werden zunächst als Kribbeln, dann stärker als Kontraktionen der gesamten Beckenmuskulatur empfunden. Wenn die Stromstärke zu hoch eingestellt wurde, kann es zu schmerzhaften Muskelkontraktionen kommen.

Die Geräte können vom behandelnden Arzt verschrieben werden. Sie werden dann von der Krankenkasse für einen Zeitraum von drei bis sechs Monaten zur Verfügung gestellt, so daß der Betroffene die Übungen zu Hause durchführen kann.

11. *Bei mir kommt es seit längerem zu unwillkürlichem Urinabgang. Der Urologe meint, daß dies
    gar nichts mit der Prostataerkrankung zu tun
    habe. Er sagt, es liege eine Dranginkontinenz
    vor (Urge-Inkontinenz).*

Bei der Dranginkontinenz kommt es zum ungewollten Urinverlust, obwohl der Verschlußmechanismus voll funktionsfähig ist. Meist liegt es an einer Übererregbarkeit der Blase. Diese sehr häufige Form der Harninkontinenz ist durch Harndrang gekennzeichnet, obwohl zumeist die Blase noch gar nicht vollständig gefüllt ist.

Langdauernde Harnblasenentzündungen nach der Operation, Durchblutungsstörungen, aber auch die Einnahme von Psychopharmaka können die Ursache sein. Manchmal liegen Abflußbehinderungen durch Blasenentzündungen oder durch Blasensteine vor. Einige Formen dieser Inkontinenz können medikamentös erfolgreich behandelt werden. Manche dieser Medikamente dürfen jedoch nicht bei einem Glaukom angewandt werden, weswegen vorher der Augenarzt konsultiert werden sollte.

12. Ich brauche Vorlagen; gibt es Qualitätsunterschiede bei Vorlagen?

Gute Vorlagen saugen den Urin auf, sind antiseptisch und geruchsbindend und bieten optimale Sicherheit. Es gibt je nach Schweregrad des Urinverlusts in Größe und Saugfähigkeit unterschiedliche Vorlagen. Die Produktpalette der Hersteller reicht von der einfachen Vorlage bis zur Kombination von großer Vorlage und Netzhose. Manche Produkte eignen sich besser für Bettlägerige, andere für leichte oder mittelschwere Formen, andere für mobile, aktive Patienten.

Welche Vorlagen die für Sie besten sind, sollten Sie in der Nachsorgeklinik, beim Urologen oder in spezialisierten Sanitätsgeschäften erfragen. Leider erstatten manche Kassen jedoch nur die Kosten für Standardvorlagen, die nicht immer den individuellen Bedürfnissen gerecht werden.

Neben den Vorlagen gibt es noch weitere Möglichkeiten zur Versorgung bei unwillkürlichem Urinverlust. Diese reichen von sogenannten Tropfenfängern für das Glied, die in die Unterhose geklebt werden, bis zu Kondomurinalen mit Beinbeutelversorgung. Fast alle Produkte sind verordnungs- und erstattungsfähig. Lassen Sie sich in Sanitätsgeschäften und speziellen Inkontinenzfachgeschäften beraten!

13. Ich komme mit den Vorlagen sehr gut zurecht
und habe mich an die Inkontinenz gewöhnt.
Warum sollte ich in meinem Alter noch etwas
anderes machen lassen?

Für leichte Inkontinenzformen mögen ein Tropfenschutz und gute
Vorlagen ausreichend sein. Es besteht jedoch immer ein mehr oder
minder großes Risiko für Hautreizungen, allergische Kontaktekzeme und Harnwegsinfektionen. Bei schweren Formen der Inkontinenz reichen diese Vorlagen nicht aus!

14. Ich habe mich an den Dauerkatheter gewöhnt.
Er bietet mir große Sicherheit. Ich kann mich
jetzt wieder unter die Leute wagen. Mein Arzt
möchte jedoch diesen Urinkatheter entfernen
und statt dessen einen Blasenkatheter anlegen.

Die von Ihnen vorgegebene Sicherheit ist nur vordergründig, da
Harnröhrenkatheter-Träger einer dauernden Infektionsgefahr ausgesetzt sind. Schmerzhafte Nebenhodenentzündungen und Fisteln,
Blasensteine und Vernarbungen in der Harnröhre können auftreten. Einen Dauerkatheter in der Harnröhre sollten Sie nur dann
tragen, wenn wirklich keine anderen Möglichkeiten der Blasenrehabilitation bestehen.
Eine geringere Infektionsgefahr besteht bei einer Dauerharnableitung direkt aus der Blase (suprapubischer Verweilkatheter). Derartige Katheter sind sehr sicher, bequem und sollten dann bevorzugt werden, wenn es ohne Urinkatheter nicht geht; eventuell ist
auch das Tragen eines Urinals in Erwägung zu ziehen.

15. In einer Illustrierten las ich von einem neuen, sehr erfolgversprechenden Medikament gegen die Inkontinenz.

Es gibt keine erfolgversprechende Behandlung, die gleichzeitig bei allen Formen des unfreiwilligen Urinabgangs anzuwenden wäre. Bei der Behandlung muß berücksichtigt werden, daß die einer Inkontinenz zugrundeliegenden Ursachen sehr unterschiedlich sein können. Medikamente werden nur bei bestimmten Inkontinenzformen wie z.B. der Reflexinkontinenz oder der Dranginkontinenz eingesetzt. Wenn ursächlich eine Schädigung des Verschlußmechanismus (Sphinkter) vorliegt, kann hingegen mit einer medikamentösen Beeinflussung nicht gerechnet werden. Bei einer Inkontinenz nach Prostatektomie helfen Medikamente so gut wie gar nichts!

Zur Behandlung der Dranginkontinenz wurden hingegen in jüngster Zeit sehr wirksame Medikamente entwickelt. Wahrscheinlich bezieht sich die Pressemeldung auf die Dranginkontinenz.

16. Mit welchen Komplikationen ist nach Einpflanzung eines künstlichen Harnschließmuskels zu rechnen?

Die häufigste Komplikation besteht in einer Abstoßung des körperfremden Kunststoffmaterials. Die Abstoßung ist mit örtlichen Wundheilungsstörungen und gelegentlich auch mit Fieber verbunden. In seltenen Fällen, besonders bei schlecht durchblutetem Gewebe, kann der ständige Druck der Verschlußmanschette eine Schädigung der Harnröhrenschleimhaut unterschiedlichen Ausmaßes und Infekte hervorrufen. Der künstliche Schließmuskel muß dann meist in einer zweiten Operation ausgewechselt oder entfernt werden.

17. Was ist unter Blasentraining zu verstehen?

Während das *Beckenbodentraining* ein Kontinenztraining ist, bei
dem durch bestimmte »Kneifübungen« die Beckenbodenmuskulatur gekräftigt werden soll, soll durch das *Blasentraining* das Fassungsvermögen der Blase erhalten werden. Das Blasentraining ist
bei Dauerkatheterträgern und bei Urinalträgern wichtig, damit
keine Blasenschrumpfung eintritt.

18. Der Harnstrahl wird zunehmend schwächer; nach der Operation selber hatte ich so gut wie gar keine Beschwerden.

Möglicherweise handelt es sich um eine Harnröhrenverengung,
die noch Jahre nach der Prostataoperation auftreten kann. Durch
eine Vernarbung an der Operationsstelle wird der Harnröhren-
querschnitt eingeengt und hierdurch der Harnstrahl zunehmend
schwächer. Eine solche Störung kann auch Folge der Bestrahlung,
eines Dauerkatheters oder eines Blasensteins sein.
Durch Messungen der Stärke des Urinstrahls (Uroflowmetrie),
Harnröhren- und Blasenspiegelung und durch Röntgen (retrograde Urethrographie) lassen sich die Ursachen leicht feststellen.
Durch eine mechanische Dehnung der Harnröhre (Bougierung),
eventuell auch durch Schlitzung und nachfolgende Instillation eines Antibiotika-Kortison-Präparats läßt sich die Harnpassage wie-
derherstellen und das Hemmnis beseitigen. Eine derartige Bougierung ist ambulant möglich. Häufig ist es mit einer einmaligen Behandlung nicht getan.

19. Gibt es spezielle Beratungsstellen für Inkontinente?

In einer guten onkologischen Rehabilitationsklinik sind spezielle Kenntnisse und Hilfen bei Inkontinenzproblemen zu erwarten. Einer der Gründe für die Beantragung eines stationären Rehabilitationsaufenthaltes können Inkontinenzprobleme sein. Darüber hinaus gibt es Selbsthilfegruppen und Beratungsstellen (siehe Kapitel »Adressen«).

20. Die Vorlagen und andere Inkontinenzhilfen sind ziemlich teuer.

Nach dem Gesundheitsreformgesetz sind Heil- und Hilfsmittel wie Windeln, Vorlagen, urinregulierende Medikamente, Ableitungssysteme sowie Hautpflegemittel nur dann von den Kassen erstattungsfähig, wenn eine besondere Gefährdung der Betroffenen durch z.B. Hautentzündungen, Lagerungswunden (Dekubitus) oder Infektionen vorliegt. Der Hinweis, daß sonst soziale Kontakte erschwert werden, ist sehr sinnvoll. Diese Kriterien bedürfen immer der ärztlichen Bestätigung, was bei Prostatakarzinompatienten im allgemeinen keine Schwierigkeiten bereitet. Bei fehlender ärztlicher Rezeptur müssen Sie die Heilmittel selber zahlen.

5 Welche Störungen, Beschwerden und Komplikationen können bei und nach der Strahlentherapie auftreten?

Fragen zur Vorbeugung und Behandlung von Störungen bei und nach der Strahlentherapie

1. Können Sie mir einige Nebenwirkungen aufzählen, die im Zusammenhang mit der Bestrahlung auftreten können?

Bei sorgfältiger, computergestützter Strahlenplanung, bei Benutzung moderner Strahlengeräte, bei dreidimensionaler, konformaler Bestrahlungstechnik und bei Anwendung von »Normdosen« lassen sich Nebenwirkungen und Komplikationen in engen Grenzen halten. Manche Patienten merken von der Bestrahlung sogar gar nichts, andere lasten der Bestrahlung unberechtigterweise die Schuld für allgemeine Befindlichkeitsstörungen an.

Werden vor der Bestrahlung die Lymphknoten beispielsweise operativ entfernt, so läßt sich die Ursache der Beschwerden schwer der Operation oder der Bestrahlung zuordnen.

Gelegentlich treten – wenn die Prostata nicht vorher entfernt wurde – Entzündungen der Prostata (Prostatitis) auf. Entzündungen des Darms (Strahlenproktitis) und der Blase (Strahlenzystitis) können auftreten, weil zumindest ein Teil des unteren Blasenviertels im Strahlenfeld liegt. Harnwegsinfektionen nach der Bestrahlung sind besonders häufig und müssen konsequent behandelt werden.

Oft erst Wochen oder Monate nach der Bestrahlung können eine Schrumpfblase oder Harnröhrenvernarbungen, Fistelbildungen zum Darm oder zur Blase auftreten. Diese Komplikationen sind häufiger, wenn die Bestrahlung nach einer Operation mit Entfernung der Lymphknoten erfolgte. Glücklicherweise sind diese Komplikationen dank der besseren Strahlenplanung heute wesentlich seltener als früher.

Besonders nach einer kombinierten Operation und Strahlentherapie können noch viele Monate nach der Therapie Lymphschwellungen am Bein auftreten. Diese Schwellungen, die nicht mit »Wasseransammlungen« im Bein z.b. nach Herzschwäche verwechselt werden dürfen, bedürfen einer frühzeitigen Behandlung mit Lymphdrainage (siehe Kapitel 3).

Hautreaktionen während der Strahlenbehandlung sind möglich, aber nur selten entstehen schwerwiegende Hautschäden. Die bestrahlten Hautstellen bedürfen jedoch einer sorgfältigen Schonung. Das Einpudern der Bestrahlungsfelder während der Bestrahlung z.B. mit Talkumpuder empfiehlt sich. Die bestrahlte Haut bleibt noch lange empfindlich gegenüber mechanischen Reizen. Auf Waschen der bestrahlten Region mit Seife oder erst recht auf eine Bürste sollte noch einige Zeit verzichtet werden. Reines Wasser schadet im allgemeinen nicht!

Aus der Rötung der Haut entwickelt sich später, meist erst nach Abschluß der Bestrahlung, eine oft mit trockener Abschilferung einhergehende intensive Bräunung. Sie bleibt mehrere Wochen bestehen, bis die alte Oberhaut abgestoßen ist und sich eine neue gebildet hat. Manchmal verläuft diese Abstoßung rascher, so daß die Haut stellenweise wund wird. In diesem Fall sollte man sie sauber mit etwas reizloser Salbe (z. B. Panthenol) verbinden oder mit Babypuder versorgen.

Wenn auch seltener als nach einer Operation, kann es dennoch auch nach einer Bestrahlung zu einer Impotenz kommen. Die Impotenz entwickelt sich allerdings erst längere Zeit nach Abschluß der Bestrahlung.

Gleiches trifft auf die Inkontinenz zu, die – wenn auch seltener als nach einer Operation – nach einer Bestrahlung auftreten kann.

Häufig kommt es zu unspezifischen Befindlichkeitsstörungen wie Müdigkeit, Unlust, aber auch zu Kopfschmerzen und Übelkeit.

Diesen Zustand nennen die Ärzte im Fachjargon »Strahlenkater«.
Er wird durch strahlenbedingte Abbauprodukte der Haut und Ge-
webereste des Tumors verursacht. Eine unterschwellige Übelkeit
ist typisch für ihn. Die Strahlentherapeuten empfehlen hiergegen
gerne die Einnahme von Vitaminen, insbesondere Vitamin A, Vitamine der B-Gruppe und Vitamin C. Manche Ärzte empfehlen
auch einen Kognak oder Paspertin® Tropfen gegen die Übelkeit.
Auch kann die Bildung der roten und weißen Blutzellen zeitweise
unterdrückt werden, woraus eine geringere körperliche Bela-
stungsfähigkeit und eine systemische Infektanfälligkeit resultieren
können. Wird die Blutbildung zu stark beeinträchtigt, muß die
Strahlenbehandlung für einige Zeit unterbrochen oder sogar been-
det werden. Diese Beeinträchtigung ist aber wesentlich geringer
als nach der Bestrahlung anderer Tumorerkrankungen.
Nach einer lokalen (interstitiellen) Strahlentherapie sind die Nebenwirkungen geringer als nach einer klassischen Bestrahlung
über die Bauchdecken. Beschwerden beim Wasserlassen (Zystitis)
und Stuhlgang (Proktitis) und Blutungen aus dem Enddarm können vorkommen.

2. Welches sind die Symptome der Strahlenproktitis, und was kann ich dagegen tun?

Ein Teil des Enddarms liegt zwangsläufig mit im Strahlenfeld. Die
hierdurch auftretenden Gewebeveränderungen und Störungen
nennt man Strahlenproktitis.
Das Beschwerdebild ist sehr vielschichtig. Es macht sich durch unangenehme Mißempfindungen und Schmerzen im gesamten Genitalbereich bis zum After bemerkbar. In der Entzündungsphase
kann Durchfall mit gelegentlichen krampfartigen Schmerzen auftreten. Die Darmschleimhaut ist in dieser Zeit besonders empfindlich. Manchmal ist es »nur« quälender Stuhldrang.
Die Krämpfe können noch lange anhalten, wohingegen der
Durchfall meist nach einiger Zeit von allein aufhört.

Wenn stuhlregulierende Mittel nicht helfen und krampflösende Medikamente erfolglos sind, müssen möglicherweise Zäpfchen und Einläufe mit Kortison gegeben werden. Operative Korrekturen, die früher wegen Geschwürbildungen und Verschlüssen häufig vorgenommen werden mußten, werden in den letzten Jahren immer seltener notwendig. Überhaupt sieht man wegen der besseren Strahlenplanung heute wesentlich seltener »proktitische Beschwerden« als früher.

Bei besonders schwerer therapieresistenter chronischer Zystitis und/oder Proktitis kann eine hyperbare Sauerstofftherapie versucht werden. Sie bessert in einigen Fällen die zystitischen und proktitischen Beschwerden derart, daß auf eine chirurgische Entfernung der Blase bzw. des Enddarms mit Anlage einer künstlichen Harn-(bzw. Stuhl-)ableitung verzichtet werden kann.

3. Welches sind die Symptome der Strahlenzystitis, und was kann ich dagegen tun?

Typisch ist der häufige Harndrang, obwohl nur kleine Urinmengen vorliegen. Häufig – besonders wenn die Harnröhre mitbetroffen ist – kommt es zu Schmerzen beim Wasserlassen.

In vielen Fällen hilft eine sogenannte symptomatische Therapie mit Phytopharmaka, also Pflanzenprodukten, aber auch Wärmeanwendungen, wie z.B. Sitzbäder, können helfen. Bevor Sie sich zu letzterem entschließen, sollten Sie Ihren Strahlenarzt fragen, ob er etwas dagegen hat! Wasserbehandlungen können sich bei akuten Strahlenentzündungen möglicherweise auch schädlich auswirken.

Sinnvoll ist die Einnahme krampflösender Schmerzmittel (Spasmolytika) zur Ruhigstellung des Blasenmuskels. Erst wenn Keime im Urin festgestellt werden, ist eine antibiotische Therapie notwendig. Sie muß dann allerdings konsequent durchgeführt werden.

Bei schweren Infekten sind Bettruhe und leichte Kost Grundlage der Behandlung. Besonders wichtig ist eine reichliche Flüssigkeitszufuhr von mindestens 2,5 Litern über den ganzen Tag verteilt. Hierdurch wird eine bessere Durchspülung der Harnwege zur Vorbeugung von Keimwachstum und zur Ausschwemmung der Bakterien bewirkt. Bestimmte Blasen- und Nierentees haben neben ihrer ausschwemmenden Wirkung auch die Eigenschaft, die Keimabwehr zu unterstützen.

4. Bei mir soll nach der Operation eine Sicherheitsbestrahlung durchgeführt werden. Welche Vorsichtsmaßnahmen muß ich in dieser Zeit beachten?

Während und bis zu ca. sechs Wochen nach der Therapie müssen mechanische, physikalische und chemische Reize auf die bestrahlte Haut unterbleiben. Dies bedeutet:

- Die bestrahlten Hautbezirke müssen trocken gehalten und dürfen auch nicht gewaschen werden, denn Feuchtigkeit verstärkt die Strahleneinwirkung in den Hautzellen.
- Da Unreinheiten auch zu Reaktionen führen, kann eine behutsame Reinigung mit Kinderöl erfolgen (vor allem in der Leistengegend und im Genitalbereich).
- Auf die bestrahlten Hautpartien muß mehrmals (drei- bis viermal) täglich Azulon®Kamillen-Puder aufgetragen werden. Dies bewirkt eine gute Kühlung und die Fähigkeit zur Feuchtigkeitsbindung.
- Die Haut darf nicht gebürstet, gekratzt oder massiert werden.
- Es dürfen keine scheuernden Kleidungsstücke getragen werden, sondern nur hautfreundliche Baumwollkleidung.
- Hitze- und Kälteanwendung muß gemieden werden (Fön! Eisbeutel!).

- Es dürfen keine entfettenden und reizenden Flüssigkeiten verwendet werden, da diese den Säureschutzmantel der Haut zusätzlich zerstören (Alkohol, Benzin, Parfüm, Deodorant).
- Auf die bestrahlten Hautbezirke dürfen keine Pflaster geklebt werden.

5. Früher sagte man immer, daß es durch die Strahlentherapie zu Verbrennungen komme. Gibt es das heute auch noch? Was kann ich selber tun, damit es nicht zu derartigen Nebenwirkungen kommt?

Die heute angewandten Strahlenarten und -techniken sind anders als noch vor Jahrzehnten. Anders sind daher auch die Nebenwirkungen; »Verbrennungen nach Strahlenbehandlung« sind heute extrem selten. Die bei der Strahlentherapie verwendeten Strahlen wirken auf die Haut wie eine intensive Sonneneinstrahlung. Je nach individueller Sonnenverträglichkeit, aber auch je nach Art der Bestrahlungstechnik (Rotationsbestrahlung, Bestrahlung der Beckenfelder, Telekobalt, Linearbeschleuniger) kann in seltenen Fällen eine Hautreaktion oder starker »Sonnenbrand« entstehen. Die Haut wird durch die Bestrahlung gereizt. Um sie nicht mehr als notwendig zu belasten, sollten Sie das Bestrahlungsfeld während und auch noch in den Wochen nach der Bestrahlung nur vorsichtig waschen. Vorsichtig heißt, sich mit klarem Wasser ohne Seife zu waschen. Eventuell kann eine Körperlotion (kein Alkohol!) verwendet werden. Auf keinen Fall sollten Sie kratzen oder bürsten. Darüber hinaus empfehle ich, die Haut tagsüber mit fettreichem Puder (Babypuder) und abends vor dem Zubettgehen mit »Babyöl« zu pflegen. Unbedingt zu vermeiden sind: hautreizende Seifen, Kratzen, Bürsten, Frottieren, Anwendung von Alkohol, Benzin, Kölnisch Wasser, Deospray, hautreizenden Pflastern, Rheumaeinreibemitteln, Wärmebehandlung (warme und heiße

Umschläge, Wärmflasche), Infrarotbestrahlung, Höhensonne und
auch lokale Kälte (z.B. Eisbeutel). Nach abgeschlossener Strahlentherapie werden diese Vorsichtsmaßnahmen mit der Zeit nicht
mehr notwendig.

6. Wie ernähre ich mich am besten während der Strahlentherapie?

Während der Strahlentherapie – übrigens auch während der Chemotherapie – sollten Sie, zumindest an den Behandlungstagen,
leichte Speisen bevorzugen. Die Darmschleimhaut ist in dieser
Phase besonders empfindlich. Die Strahlenärzte empfehlen häufig
eine ballaststoffarme und vitaminreiche Ernährung zur Prophylaxe des Strahlenkaters.
Bei Durchfall sollten scharfe Gewürze und Lebensmittel mit einem
hohen Säuregrad sowie frisches Obst (außer Bananen) gemieden
werden. Blähende Speisen können Beschwerden bereiten.
Denken Sie an eine reichliche, eher überreichliche Flüssigkeitsaufnahme. Die Stoffe, die durch Tumorzerfall entstehen und den
Strahlenkater mit verursachen, können danach nämlich schneller
ausgeschieden werden. Viele begehen den Fehler, bei Durchfall
weniger zu trinken. Das Gegenteil ist richtig! Alkohol sollten Sie
während und kurz nach der Strahlentherapie meiden!
Zur Linderung der Darmbeschwerden sollten Sie für weichen
Stuhl sorgen, um eine Verstopfung zu vermeiden. Ursachen für
eine Verstopfung sind häufig eine ballaststoffarme Nahrung, Bewegungsmangel, zu geringe Flüssigkeitsaufnahme sowie unregelmäßiges Essen mit hochkalorischen, voluminösen Mahlzeiten am
Abend (Tabelle 5.1).

Tabelle 5.1: Ursachen für eine Verstopfung

- Bewegungsmangel
- Ballaststoffarme Nahrung
- Zu geringe Flüssigkeitsaufnahme
- Falsche Eßgewohnheiten
- Psychische Einflüsse
- Unregelmäßiges Essen mit hochkalorischen, voluminösen Mahlzeiten am Abend
- Auslassen des Frühstücks
- Beeinträchtigung des gastrokolischen Reflexes
- Jahrelanger Laxanzienabusus
- Therapie mit morphinhaltigen Schmerzmitteln
- Therapie mit eisenhaltigen Präparaten
- Einnahme von Antidepressiva
- Schilddrüsenunterfunktion
- Diabetes

Durch die Einnahme von ein bis zwei Eßlöffeln Weizenkleie oder Leinsamen zu den Hauptmahlzeiten und reichlich Flüssigkeit wird der Stuhlgang im allgemeinen geschmeidiger. Bei Verstopfung hilft häufig Kräutertee oder die Einnahme von Milchzucker. Eine ausreichende Flüssigkeitsaufnahme (ca. 2 Liter täglich) hat im allgemeinen eine positive Auswirkung auf den Stuhlgang.
Während und nach der Strahlenbehandlung kommt es häufiger zu Stuhldrang. Dieser Drang wird gelegentlich mit Durchfall verwechselt, der aufgrund der Schleimhautreizung allerdings auch zeitweilig auftreten kann.
Bei Durchfall oder bei Verstopfung sollten Sie, bevor Sie zu Medikamenten greifen, durch diätetische Maßnahmen versuchen, den Stuhlgang zu normalisieren (siehe auch Ratgeber »Delbrück: Ernährung für Krebserkrankte [siehe Literaturauswahl]).

7. Wird die Immunabwehr durch die Strahlentherapie beeinträchtigt?

Die im Strahlenfeld lokalisierte Immunabwehr wird sicherlich zeitweilig negativ beeinflußt, weswegen es hier leichter zu Infektionen, also Infektionen der Harnröhre, der Prostata (falls noch vorhanden), der Blase und der Nieren kommen kann. Nur in Ausnahmefällen müssen medikamentöse Maßnahmen zur Steigerung der Immunabwehr eingeleitet werden.

8. Eine Ärztin sagte mir, daß sie die Strahlentherapie mit der Gabe eines Bisphosphonates kombiniert. Wieso ist das sinnvoll?

Die Bestrahlung ist eine lokale Behandlung, das Bisphosphonat ist ein Medikament, das über das Blut das gesamte Knochensystem erreicht und stabilisiert. Beide Therapieformen ergänzen sich daher sehr gut. Die schmerzstillende Wirkung der Bisphosphonate setzt zudem früher ein, und die Strahlentherapie hält länger an. Somit ist auch in dieser Hinsicht eine Kombination sinnvoll.

6 Welche Störungen, Beschwerden und Komplikationen können bei und nach der Hormontherapie auftreten?

Fragen zur Vorbeugung und Behandlung von Störungen bei und nach der Hormontherapie

1. Welche Nebenwirkungen kann eine Östrogenbehandlung haben?

Die Östrogenbehandlung kommt einer »chemischen Kastration« gleich. Sie hat jedoch wesentlich mehr Nebenwirkungen als die »operative Kastration« (Entfernung der Hoden) und als die »chemische Kastration« mit Antiandrogenen oder LH-RH-Analoga. Depressive Veränderungen, Stimmungslabilität, Potenzverlust, Hochdruck, Herzstörungen, Durchblutungsstörungen, einschließlich Herzinfarkt oder Schlaganfall, und Blutbildungsstörungen können auftreten. Besonders gefürchtet sind Herz-Kreislaufstörungen, die nicht selten tödlich enden.
Die Nebenwirkungen sind der Hauptgrund dafür, daß man heute eine reine Östrogentherapie nur noch in besonderen Ausnahmefällen durchführt, obwohl weibliche Geschlechtshormone eine gute Wirkung auf Prostatakarzinomzellen haben.

Tabelle 6.1: Nebenwirkungen der hormonellen Therapien beim Prostatakarzinom (nach Höffken et al., 1999)

	Orchi-ektomie	Östro-gene	LH-RH-Agonist	Anti-androgen (z.B. Flutamid)	LH-LR-Agonist+ Anti-androgen
Gynäkomastie	+	++++	+	++	–
Libidoerhaltung	–	–	–	+	–
Abfall von Plasmatestosteron	+	+	+	–	+
Salzretention	–	+	–	–	–
Thromboemboliegefahr	–	+	?	–	?
Annehmlichkeit für den Patienten	–	+	+	+	+
Blockade der adrenalen Androgene	–	–	–	+	–

2. Welche Nebenwirkungen hat die chemische Kastration mit Antiandrogenen?

Nachteilig ist, daß das sexuelle Interesse nachläßt und es während der Behandlung zum Verlust der Potenz kommt. Nach der Gabe von manchen Antiandrogenen (Fugerel®, Casodex®) können Libido und Potenz noch lange erhalten bleiben, sie nehmen erfahrungsgemäß nach einiger Zeit jedoch auch ab.

Weitere Nebenwirkungen sind: Anschwellen und Schmerzen der Brustdrüsen (Gynäkomastie). Durch eine prophylaktische Bestrahlung der Brust kann dies verhindert werden.

Die Leberfunktion sollte regelmäßig überprüft werden, da gelegentlich Störungen an den Leberzellen auftreten. Manchmal kommt es zu einer Verschlechterung eines Diabetes mellitus.

Reine Antiandrogene können gelegentlich Magen- und Darmbeschwerden hervorrufen. Um dem vorzubeugen, empfiehlt es sich, das Medikament nach den Mahlzeiten einzunehmen. Bei etwa 10% der Patienten kommt es zu beträchtlichen Durchfallbeschwerden.

Psychische Verstimmungen können nach der Gabe von Antiandrogenen auftreten.

Manche Patienten klagen über eine gestörte Dunkeladaptation.

Es kann auch zu einer mehr oder minder stark ausgeprägten Blutarmut kommen, die in Einzelfällen die Ursache für Herzbeschwerden und Luftnot sein kann. Großer Vorteil der Antiandrogenbehandlung sind ansonsten die geringen Nebenwirkungen auf Herz und Kreislauf und auf die Blutgerinnung.

Eine harmlose und manche Patienten zu Unrecht beunruhigende Grün-Gelbfärbung des Urins kann nach Flutamideinnahme auftreten.

Grundsätzlich ist nach einer Kastration – gleichgültig ob operativ oder chemisch bedingt – langfristig mit einem erhöhten Osteoporoserisiko zu rechnen. Nach Antiandrogenen (Casodex®, Fugerel®) ist dies geringer. Es kommt zu einer deutlichen Zunahme von Knochenbrüchen bei antihormonell behandelten Männern. Einige Studienergebnisse messen der Einnahme von Vitamin D, besonders jdoch der Gabe von Bisphosphonaten (z.B. Zometa® alle drei Monate als Kurzinfusion), eine prophylaktische Bedeutung bei.

3. Mit welchen Nebenwirkungen geht die chemische Kastration mit LH-RH-Analoga einher?

LH-RH-Analoga sind Hormone, die den Regelkreis in der Hirnanhangsdrüse blockieren, so daß im Hoden schließlich keine männlichen Geschlechtshormone mehr produziert werden können (siehe Abbildung 2.1, S. 44).

In den ersten Wochen nach Therapiebeginn kann es zu einer kurzfristigen überschießenden Mehrausschüttung männlicher Geschlechtshormone kommen. Um dies zu verhindern, gibt man zumindest in diesem Zeitraum Antiandrogene.

Andere Begleiterscheinungen entsprechen weitgehend denen eines Hormonentzugs nach Hodenentfernung. Hitzewallungen lassen sich durch die Gabe von Cyproteronacetat, Gestagenen oder einer geringeren Dosis Clonidin vermindern.

Nach Absetzen der Medikamente gehen die Nebenwirkungen (einschließlich des Verlustes von Libido und Potenz) zurück. Es ist jedoch nicht ratsam, diese Medikamente abzusetzen, da ansonsten auch die positive Hormonwirkung gegen das Tumorwachstum verlorengehen würde.

Nachteilig ist, daß alle ein bis drei Monate eine Injektion vorgenommen werden muß.

4. Ich leide unter starkem Schwitzen und Hitzewallungen, seitdem ich ein LH-RH-Analogon zur Behandlung des Prostatakarzinoms erhalte. Ich möchte daher meine Hoden entfernen lassen. Gehen diese unerwünschten Begleiterscheinungen dann zurück?

Nein, das ist nicht sinnvoll, da die Spritze mit einem LH-RH-Analogon die chirurgische Entfernung der Hoden ersetzt und diese Nebenwirkungen auch bei chirurgischer Kastration weiter bestehenbleiben.

5. Ich habe bisher vier Spritzen eines Drei-Monats-Depots eines LH-RH-Analogon erhalten. Das Prostatakarzinom ist vollständig abgeklungen, und der PSA-Wert ist auf Normwerte gesunken. Ich möchte die Behandlung beenden, da ich in einer neuen Partnerschaft lebe.

Die Behandlung mit einem LH-RH-Analogon ist grundsätzlich eine lebenslange Behandlung, die Sie nicht ohne Rücksprache mit Ihrem Arzt abbrechen sollten. Wenn Ihnen aber Ihre Potenz so wichtig ist, könnten Sie mit Ihrem Arzt eine ganz engmaschige Kontrolle des PSA-Wertes absprechen. Spätestens dann, wenn der PSA-Wert wieder ansteigt, sollten Sie die Behandlung erneut beginnen.

7 Welche Störungen, Beschwerden und Komplikationen können bei und nach der Chemotherapie auftreten?

Fragen zur Vorbeugung und Behandlung von Störungen bei und nach der Chemotherapie

1. Mit welchen Nebenwirkungen ist bei einer Chemotherapie zu rechnen?

Dies hängt ganz von der Art, der Dosis und eventuell der Kombination der Medikamente ab. Die Medikamente können nämlich völlig unterschiedlich wirken und daher auch unterschiedliche Nebenwirkungen haben.

Im allgemeinen werden in der Prostatakarzinomtherapie nur »milde Chemotherapeutika« verabreicht, die im Vergleich zu den bei den anderen Krebserkrankungen durchgeführten Chemotherapien nur sehr geringe Nebenwirkungen haben.

Nach der Chemotherapie kann es zu einer zeitweiligen Schädigung der Darmschleimhaut – mit Übelkeit, Brechreiz und Durchfällen – kommen. Diese und die häufige Appetitlosigkeit führen gelegentlich zu Gewichtsverlust. In den meisten Fällen handelt es sich allerdings um vorübergehende Störungen.

Während und kurz nach der Chemotherapie kann eine Verringerung der Blutzellen auftreten. Es besteht dann eine größere Infektionsanfälligkeit.

Wenn überhaupt, so kann es zu geringfügigem Haarausfall kommen. Im allgemeinen brauchen Sie deswegen jedoch nicht – wie nach vielen anderen Chemotherapien – eine Perücke zu tragen.

Nach manchen Chemotherapien können Störungen an der Leber auftreten. Um diese Störungen frühzeitig festzustellen, kontrolliert der nachsorgende Arzt regelmäßig die Leberwerte.

Die forschende Industrie und die Tumorzentren arbeiten derzeit fieberhaft an der Entwicklung neuer Chemotherapeutika und Medikamente, die die Nebenwirkungen verringern helfen. Die Industrie hat viele neue Krebsmedikamente in der »Pipeline«, die sich schon in Zellkulturen und Tierversuchen als sehr vielversprechend erwiesen haben. Die große Hoffnung ist, daß diese Medikamente nicht nur sehr viel wirksamer, sondern auch nebenwirkungsärmer als die bisherigen sein werden. Derzeit muß man nämlich leider davon ausgehen, daß jede wirksame Strahlen-, Chemo- und Immuntherapie auch Nebenwirkungen hat. Die große Kunst des Therapeuten ist, bei jedem Patienten vor jeder Therapieentscheidung die möglichen Vor- und Nachteile abzuwägen.

Deswegen empfiehlt es sich, Chemotherapien nur von onkologisch erfahrenen Ärzten durchführen zu lassen.

2. Ich habe gehört, daß Chemo- und Strahlentherapie eine Verschlechterung der Immunabwehr bewirken.

Es stimmt, daß sowohl Chemo- als auch Strahlentherapie – im übrigen auch die Operation und die Narkose – zu einer zeitweiligen Beeinträchtigung der Immunabwehr und zu einer vermehrten Infektanfälligkeit führen. Diese ist bei den in der Prostatakarzinombehandlung benutzten Therapien jedoch relativ gering. Ob hierdurch das Wiedererkrankungsrisiko beeinflußt wird, ist bislang nicht erwiesen.

Übrigens weiß man, daß das Tumorwachstum selbst das Immunsystem negativ beeinflußt, so daß jede tumorverkleinernde Therapie auch gleichzeitig eine immunstärkende Maßnahme darstellt; diese Immunstärkung ist unabhängig davon, ob eine Operation, Strahlentherapie oder Chemotherapie durchgeführt wurde.

Wichtig ist, daß Sie Ihre Körperabwehr und das Immunsystem nicht durch Rauchen, Alkohol, Streß oder unvernünftige Verhaltensweisen schädigen. Außerdem ist zu beachten, daß Entzündungen der Harnwege frühzeitig und ausreichend behandelt werden, daß der Harnabfluß gewährleistet ist und es nicht zu einem Harnstau kommt. Eine verminderte Harnausscheidung oder ein Harnstau verschlechtern die Immunabwehr beträchtlich.

Wichtig ist auch eine gesunde und vielseitige Ernährung. Sie sollte aus einer gutausgewogenen eiweiß- und vitaminreichen Nahrung bestehen. Hingegen halte ich wenig von derzeit auf dem Markt erhältlichen Medikamenten, die die Immunabwehr anregen und stärken sollen.

3. Mit welchen Symptomen geht ein Mangel an roten Blutkörperchen (Erythrozyten) einher, und was kann ich dagegen tun?

Bei einer zu geringen Erythrozytenzahl und einem dadurch verminderten Hämoglobingehalt des Blutes wird der Körper nicht ausreichend mit Sauerstoff versorgt. Diesen Zustand nennt man Anämie.

Sie führt zu einer Verminderung der körperlichen und geistigen Leistungsfähigkeit; man fühlt sich ständig abgeschlagen und müde. Körperliche Anstrengungen wie Treppensteigen oder längeres Gehen und die Verrichtung alltäglicher Dinge sind nur noch eingeschränkt möglich. Weitere Anzeichen einer Anämie können ein stetes Kältegefühl sein, Kurzatmigkeit bis hin zur Atemnot, Schwäche und Schmerzen in der Brust, Herzschmerzen und Herzjagen, Konzentrationsschwächen und eine allgemeine depressive Stimmungslage. Für den Arzt ist die Anämie leicht am Blutbild feststellbar.

Je nach Ursache ist die Gabe von Fremdblut, von Erythropoetin, Eisen oder Vitaminen notwendig.

4. Mit welchen Symptomen geht ein Mangel an weißen Blutkörperchen einher, und was kann ich hiergegen tun?

Sie selber bemerken die Verminderung der weißen Blutzellen (Leukopenie) – wenn überhaupt – häufig erst, wenn es zu Beschwerden und Komplikationen, meist einer Infektion an den Harnwegen oder den Luftwegen, gekommen ist.

Therapeutisch müssen bei Auftreten von Infektionen unverzüglich Antibiotika eingesetzt werden. Man ist heute davon abgekommen, Antibiotika prophylaktisch zu geben. Hingegen können bei spezieller Infektionsgefährdung vorbeugend Wachstumsfaktoren gegeben werden, die zu einer schnelleren und verstärkten Bildung von weißen Blutkörperchen im Knochenmark führen.

5. Mit welchen Symptomen geht ein Mangel an Blutplättchen (Thrombozyten) einher? Wie sollte ich mich verhalten?

Es kommt zu Einblutungen in das Gewebe. Meist sind diese Einblutungen flohstichartig und treten häufig zuerst in der Schienbeingegend und in den unter Druck stehenden Köperregionen auf. Gelegentlich kommt es auch zu blauen Flecken. Sie sollten dann den Arzt hiervon in Kenntnis setzen. Für Sie gelten bei einem manifesten Mangel an Blutplättchen (weniger als 10000 Plättchen) folgende Verhaltensregeln:

- Keine Tätigkeiten, die mit einer Verletzungsgefahr einhergehen.
- Vorsicht vor Mundschleimhautverletzungen; putzen Sie die Zähne mit einer weichen Zahnbürste.
- Kein hartes Brot essen.
- Informieren Sie ihren Zahnarzt vor irgendwelchen Eingriffen.
- Operative Eingriffe nur, wenn lebensnotwendig und nach vorherigen Thrombozytentransfusionen.

- Pressen Sie ein sauberes Tuch so lange auf die blutende Wunde, bis die Blutung zum Stillstand kommt. Gelingt es Ihnen nicht, die Blutung zu stoppen, so konsultieren Sie einen Arzt.
- Bei Nasenbluten setzen Sie sich senkrecht auf, und lassen Sie das Blut aus der Nase herauslaufen. Auf keinen Fall sollten Sie das Blut herunterschlucken.
- Seien Sie mit der Einnahme von Medikamenten vorsichtig, die die Funktion der Blutplättchen beeinflussen. Hierzu gehören Aspirin® und die meisten Rheumamittel.
- Tragen Sie keine Söckchen, die einengen.
- Eine Vitamin C- und kalziumreiche Kost ist günstig.

6. Ich fühle mich kraftlos, antriebslos und bin trotz ausreichendem Schlaf und fehlenden Belastungen manchmal bis zur Erschöpfung müde.

Als »Fatigue« werden in der Fachsprache die häufig im Krankheitsverlauf und später auftretende Müdigkeit und Erschöpfung bezeichnet.

»Fatigue« kann viele Ursachen haben. Einerseits kann es sich um direkte Begleiterscheinungen der Krebserkrankung oder der Therapie handeln, andererseits können diese Beschwerden auch völlig unabhängig von dem Schweregrad der Erkrankung und der Therapie auftreten. Wann, wie lange und wie schlimm eine »Fatigue« auftritt, ist ganz abhängig vom einzelnen Menschen und den auslösenden Ursachen.

Ist ein akuter Blutverlust während der Operation die Ursache, so können Bluttransfusionen oder die Gabe von Erythropoetin zu einer Besserung führen. Hiernach bessert sich die Durchblutung des Gehirns; die Leistungsfähigkeit steigert sich. Schwäche, Schwindelgefühl und Kopfschmerzen verschwinden.

Manchmal liegt es an der Ernährung. Empfohlen werden viele kleine Mahlzeiten. Eine ausreichende Vitaminversorgung ist notwendig, wobei besonders Vitamin C und Vitamin B wichtig sind. Essen Sie nichts Schweres, nichts, was leicht füllt oder bläht! Manchmal lassen sich die Beschwerden auf eine mangelnde Entgiftung von Abfallstoffen in den Nieren zurückführen. Sie sollten auf eine ausreichende Flüssigkeitszufuhr achten!

Gelegentlich beobachten wir, daß eine übertriebene Schonung die Fatigue eher fördert und körperliche sowie geistige Belastungen die »Lebensgeister« wieder zurückholen.

8 Wie kann ich das Risiko einer Wiedererkrankung verringern? Welche therapeutischen Maßnahmen sind in der Nachsorge notwendig?

Fragen zur Diätetik und Prophylaxe

1. Gibt es besondere Diäten, die das Risiko eines Krankheitsrückfalls (Rezidivs) verringern?

Ein guter Ernährungszustand kann die Nebenwirkungen der Strahlen-/Chemotherapie und/oder Operation verringern. Dagegen fehlt bis heute der Beweis, daß mit einer sogenannten Krebsdiät bösartige Geschwülste geheilt werden können bzw. deren Wachstum verzögert werden kann. Die Bildung von Tochtergeschwülsten kann durch eine »Krebsdiät« nicht verhindert werden. »Diäten«, die das versprechen, wecken bei Krebskranken und deren Angehörigen nur falsche Hoffnungen. Leider tragen Presse, Funk und Fernsehen, aber auch kommerziell interessierte Personen und Institutionen dazu bei, diese Hoffnungen noch zu verstärken.

Leider sind Krebskranke besonders empfänglich für viele dieser teilweise kuriosen, teilweise aber auch profitorientierten Ratschläge. Mit allem Nachdruck muß vor »Diäten« gewarnt werden, die für sich in Anspruch nehmen, Krebs verhindern oder heilen zu können.

Dennoch sollten einige Ernährungsgrundsätze bedacht werden.

Was für den Gesunden gut ist, ist auch für den Prostatakrebspatienten gut; was für den Gesunden schlecht ist, ist für den Prosta-

takrebskranken besonders schlecht. Empfehlungen einer ballast-
stoffreichen und fettarmen Ernährung gelten besonders für den
Prostatakrebspatienten.
Der in Ostasien auffallend seltenere Prostatakrebs läßt sich nicht
nur auf die dort niedrige Fett- und hohe Faseraufnahme, sondern
auch auf die Verwendung von »Phytoöstrogenen« in der chinesi-
schen Küche zurückführen. Sie ist reich an Isoflavonen (Sojaboh-
nen, Kichererbsen etc.) und Lignanen (Zerealien, Leinsamen etc.).
Diese werden durch die Darmflora in östrogenwirksame Verbin-
dungen abgebaut.
Die asiatische Küche verwendet gerne Gemüse und Früchte. Sie
hat somit einen hohen Antioxidanziengehalt. Hierzu zählen die
Flavone, Beta-Karotin, Vitamin C und E. Sie werden zu den vor
Krebs schützenden Faktoren gezählt. Gerade dem Vitamin E und
dem Eisen werden wegen ihrer antioxydativen Eigenschaften positive Effekte zugeschrieben.
Bei starkem Übergewicht ist eine Gewichtsabnahme zu empfehlen.
Letzteres gilt insbesondere für Patienten mit Inkontinenz und für
hormonell behandelte Patienten. Eine Reduzierung des Überge-
wichts allein kann schon zu einer Verminderung der Streßinkontinenz führen, weil durch die Gewichtsabnahme der Beckenboden
entlastet wird.
Antihormonell behandelte Patienten haben ein erhöhtes Infarktri-
siko und sollten daher Infarktrisiken vermindern. Hierzu gehören
neben dem Verzicht auf Nikotin, der Bekämpfung des Bluthoch-
drucks und der Vermeidung von Streß auch die Reduzierung von
Übergewicht und eine fettarme Ernährung.
Eine fett- und energiearme Kost ist gleichzeitig möglicherweise
protektiv gegen Prostatakrebs.

2. Sollten Prostatakrebspatienten zusätzlich Vitamintabletten nehmen?

Bei einer normalen vielseitigen Ernährung ist dies nicht notwendig.

In einigen Untersuchungen wurde die prophylaktische Bedeutung der Vitamine E, K, A und D sowie von Selen hervorgehoben. Selbst wenn Zusammenhänge mit einem Mangel an diesen Vitaminen bestünden, so bedeutete dies noch längst nicht, daß Betroffene Vitamintabletten nehmen sollten. Besser als die künstliche Zufuhr von Vitaminen ist eine vitaminreiche Ernährung, also viel Obst und Gemüse.

Ausführlichere Ratschläge zur Ernährung finden Sie in dem Ratgeber »Delbrück: Ernährung für Krebserkrankte« (siehe Literaturauswahl).

3. Alkoholkonsum soll das Krebs- und Wiedererkrankungsrisiko erhöhen. Heißt das, daß ich überhaupt keinen Alkohol mehr trinken darf?

Für den Prostatakrebs sind Zusammenhänge denkbar, allerdings bislang nicht erwiesen. Die negativen Einflüsse treffen – wenn überhaupt – nur auf exzessiven Alkoholkonsum zu. Geringe Alkoholmengen sind mit Sicherheit nicht krebsfördernd, ja sie können sogar durchaus positive Auswirkungen auf die Gesundheit haben. Mit großer Wahrscheinlichkeit wirkt sich ein gelegentliches Glas Wein oder eine Flasche Bier nicht negativ auf Ihr Wiedererkrankungsrisiko aus.

Hochkonzentrierte Alkoholika sollten allerdings gemieden werden, zumal diese nicht nur schädlich für die Leber und die Magenschleimhaut sind, sondern auch den Heilungsprozeß verzögern und das Risiko von Strahlen- und Chemotherapie-Nebenwirkungen erhöhen können.

4. Bei mir ist es nach der radikalen Prostatektomie zu einer Inkontinenz gekommen. Was kann ich – außer einer Reduzierung der Flüssigkeitsaufnahme – dagegen tun?

Therapeutisch ist eine Beckenbodengymnastik zu empfehlen. Diese spezielle Technik lernt man in einer Krebsrehabilitationsklinik. Es wäre falsch, ja sogar schädlich, die Flüssigkeitsaufnahme zu verringern. Bei »Austrocknung« erhöht sich das Risiko psychischer und physischer Störungen und die Gefahr des Infektionsrisikos. Eine Darmverstopfung, ja in Extremfällen sogar eine Harnvergiftung (Urämie), droht bei zu geringer Flüssigkeitsaufnahme.

Im Gegenteil, Inkontinente müssen viel trinken, um für eine gute Durchspülung der Niere und der abführenden Harnwege zu sorgen. Hierdurch kann Infektionen und gefährlichem Keimwachstum in der Blase vorgebeugt werden. Infektionen verschlimmern eine Inkontinenz.

5. Ich habe gehört, daß ein Selenmangel für die heute häufigere Karzinomentstehung verantwortlich zu machen sei.

Die Bedeutung von Selen in der Humanmedizin ist nach wie vor ungeklärt. Viele Wissenschaftler betonen, daß – außer in extremen Fällen – keine eindeutigen selenabhängigen Mangelerscheinungen bei Menschen bekannt sind. Andere betonen, daß sich hinter einem labilen Allgemeinzustand und geschwächten Abwehrkräften häufig ein Selenmangel verberge, weswegen eine generelle Selengabe – zumindest bei Patienten mit schweren Herz- und Lebererkrankungen, bei Alkoholikern sowie bei dialysepflichtigen Nierenkranken und auch bei Krebspatienten – stattfinden sollte. Alle

Wissenschaftler sind sich allerdings dahingehend einig, daß die
Verabreichung von Selen – wenn überhaupt – nur immer eine ergänzende Krebstherapie sein kann.

6. *Ich las kürzlich in einer Illustrierten von einem neuen Wundermittel gegen Krebs. Das Medikament soll vor einem Rückfall der Krebserkrankung schützen und völlig unschädlich sein. Was halten Sie davon?*

Besonders bei Krebserkrankungen floriert ein Markt mit einem
riesigen Angebot angeblicher Wundermittel. Diese helfen mit Sicherheit der verkaufenden Industrie, die teilweise riesige Gewinne
einstreicht. Ihre Wirkung auf die Krankheit ist jedoch zumeist sehr
umstritten.

Ein sicheres Kennzeichen unseriöser Angebote ist die Behauptung,
»das Mittel zu haben, das allein den Krebs besiegen soll«. Ein sol-
ches Mittel gibt es nicht und wird es wahrscheinlich auch in absehbarer Zeit nicht geben.

Häufig heißt es, daß diese Mittel keinerlei schädliche Nebenwirkungen haben. Tatsächlich sind wirksame Krebsmedikamente ohne jegliche Nebenwirkungen bislang jedoch nur ein Traum. Bei
propagierten Heilmethoden, die »zumindest nicht schaden können«, sollten Sie auf Ihren Geldbeutel achten. Geschäftemacher
gehen davon aus, daß Ihnen für Ihre Gesundheit nichts zu teuer
ist.

Fragen Sie sich grundsätzlich bei sensationell aufgemachten Illustriertenberichten, ob finanzielle Interessen dahinterstehen könnten. Achten Sie darauf, ob in der gleichen Zeitung ein »Bericht«
und eine Verkaufsanzeige für das gleiche Mittel oder auch andere
Produkte des Verkäufers zu finden sind. In diesem Fall ist besondere Vorsicht geboten.

7. Welche Medikamente empfehlen Sie mir, um das Risiko einer Wiedererkrankung zu vermindern? Läßt sich durch Medikamente das Risiko einer Wiedererkrankung völlig verhindern?

Diese Frage läßt sich nicht global beantworten. Dazu muß man eine genaue Kenntnis Ihrer Krankheitsgeschichte, Ihres Alters, der Krankheitsausdehnung, der Operationsmethode, Ihrer körperlichen und seelischen Verfassung etc. haben. Ohne diese Kenntnisse ist es nicht möglich zu sagen, ob und welche prophylaktischen Medikamente oder Verhaltensweisen für Sie gut sind. Es gibt medikamentöse prophylaktische Therapien, die bei einigen bestimmten Tumorformen hocheffektiv, bei anderen Formen hingegen überflüssig, ja schädlich sein können. Diese prophylaktischen Therapien nennen wir *adjuvante Therapien.*

Man unterscheidet eine Prophylaxe mit Hormonen (adjuvante Hormontherapie), eine Prophylaxe mit zellhemmenden Substanzen (adjuvante Chemotherapie), eine Prophylaxe mit Strahlentherapie (adjuvante Strahlentherapie) und eine Prophylaxe mit immunmodulatorischen Substanzen (adjuvante Immuntherapie).

Finasterid (PROSCAR®) wird gerne bei Prostataadenom, eventuell auch mit dem Ziel einer Verhinderung eines Prostatakrebses, eingesetzt. Dieses Präparat hat jedoch in der Rezidivprävention eines Krebses keine Bedeutung.

Die Möglichkeiten und Probleme adjuvanter Therapien sind so komplex, daß nur besonders erfahrene Ärzte sich hiermit auskennen. Sie sollten sich von diesen onkologisch erfahrenen Ärzten beraten lassen.

8. Was versteht man unter einer adjuvanten Hormontherapie?

Hierunter ist eine zusätzlich zur Operation oder Strahlentherapie durchgeführte unterstützende oder prophylaktische gegengeschlechtliche Hormonbehandlung zu verstehen. Sie kann auch aus einem ausschließlichen Hormonentzug bestehen, der das Wiedererkrankungsrisiko verringert.

Man unterscheidet global zwei Arten von adjuvanten Hormontherapien bei Prostatakarzinompatienten. Die erste beruht auf der Entfernung (durch Operation oder Bestrahlung) hormonproduzierender Organe wie z.B. der Hoden, der Nebennierenrinde oder der Hirnanhangsdrüse. Man nennt diese prophylaktische Hormontherapie auch ablative Hormontherapie. Die zweite Art wird additive Hormontherapie genannt, da bei ihr zusätzliche Hormone oder Antihormone gegeben werden. Es kann sich hierbei um weibliche Geschlechtshormone (Östrogene) handeln, um Antiandrogene, die die Wirkung der männlichen Geschlechtshormone beeinflussen sollen, oder um hormonblockierende Substanzen. So blockieren z.B. die LH-RH-Agonisten das im Zwischenhirn gebildete Hormon LHRH, das die Funktion der Eierstöcke fördert. Die Folge ist eine »chemische Ausschaltung« der Hoden.

Nicht alle Patienten brauchen eine adjuvante Hormontherapie. Sie ist nur bei besonders gefährdeten Patienten notwendig. In der Vergangenheit hat man zu wenig beachtet, daß eine adjuvante Hormontherapie auch mit Nebenwirkungen einhergehen kann, die u.U. schwerer wiegen als der mögliche positive Effekt auf die Tumorausbreitung.

9. Was versteht man unter einer adjuvanten Chemotherapie? Welche Vorteile bringt sie?

Hierunter ist eine zusätzlich zur Operation oder Strahlentherapie durchgeführte unterstützende Behandlung mit zellhemmenden Mitteln zu verstehen, die eine Verhinderung der Wiedererkrankung, besonders einer Metastasierung in entfernten Organen, zum Ziel hat.

Wie alle adjuvanten Therapien geht auch die adjuvante Chemotherapie von der Hypothese aus, daß bei der Diagnostik und Behandlung des Krebses häufig schon viele winzige Geschwulstzellen im Körper verstreut sind, die man mit den heutigen diagnostischen Hilfsmitteln nicht erfassen und daher auch nicht behandeln kann. Da man mit lokalen Maßnahmen (Strahlentherapie und Operation) diese Herde nicht erfassen kann, ist eine Therapie notwendig, die selbst in den entferntesten Regionen wirkt; diese hofft man mit der Chemotherapie zu erreichen.

Es gibt inzwischen sehr viele unterschiedlich wirkende Zytostatika (zellhemmende Mittel). Sie werden teilweise allein, teilweise in Kombination mit anderen Mitteln gegeben. Diese Zytostatika weisen teilweise völlig unterschiedliche Wirkungsmechanismen auf und können positive und negative Auswirkungen haben.

Vor- und Nachteile einer derartigen Zusatztherapie müssen sorgfältig abgewogen werden. Es gibt nämlich derzeit keine wirksame Chemotherapie, die nicht gleichzeitig auch Nachteile hätte. Gerade beim Prostatakarzinom bestehen sehr kontroverse Auffassungen über den Wert einer adjuvanten Chemotherapie.

10. Was versteht man unter einer adjuvanten Strahlentherapie? Welche Vorteile bringt sie? Warum gibt es so unterschiedliche Ansichten über ihre Notwendigkeit?

Diese zusätzlich zur chirurgischen Tumorentfernung durchgeführte vorbeugende Strahlentherapie vermag das lokale Fortschreiten der Erkrankung zu verhindern oder zumindest zu verlangsamen. Eine zusätzliche Strahlentherapie kann natürlich immer nur die Tumorausbreitung an der bestrahlten Stelle beeinflussen. Die Ausbreitung in Organe außerhalb der bestrahlten Region, z.B. in das besonders gefährdete Skelett, kann im Gegensatz zur Hormon- oder Chemotherapie nicht verhindert werden.

Da eine Strahlentherapie – ebenso wie alle anderen wirksamen Tumortherapien – auch Nebenwirkungen haben kann, sollte ihr Einsatz sehr gut überlegt sein. Nicht alle Patienten brauchen eine

derartige Sicherheitsbehandlung mit Strahlen. Eine Strahlensicher-
heitsbehandlung ist nur bei besonders gefährdeten Patienten notwendig.

11. Welche Bedeutung hat die adjuvante Immun-
therapie? Läßt sich durch eine Verbesserung
der Immunabwehr und durch eine adjuvante
Immuntherapie das Risiko einer Wiedererkrankung günstig beeinflussen?

Zwar gibt es keine eindeutigen Beweise, jedoch mehr und mehr
Hinweise dafür, daß der Immunabwehr eine nicht unbeträchtliche
Rolle bei der Krebsentstehung zukommt. Ob es ähnliche Zusammenhänge auch zwischen der Immunabwehr und der Entwicklung
von Tochtergeschwülsten, also einer Wiedererkrankung, gibt, ist
jedoch nach wie vor unklar.
Die körpereigene Abwehr ist ein sehr komplexes Geschehen, das
sich aus zahlreichen einzelnen immunologischen Abläufen und
Einflußfaktoren zusammensetzt. Was für einzelne Abläufe in
der Immunabwehr positiv ist, kann sich auf andere Abläufe blok-
kierend auswirken. Welche Schritte in der »Immunkaskade«
schließlich für die Auslösung und Manifestation der Krebsentstehung verantwortlich sind, ist noch weitgehend unklar. Klar ist
nur, daß durch einzelne Immuntherapeutika, wie z.B. Mistelextrakte, Enzym- und Thymuspräparate, Schlangengifte, Diäten
oder auch Interferone, Interleukin und ähnliche spezifische und
unspezifische Immunstimulanzien, nicht global auf alle Schritte
in der Rezidivabwehr positive Auswirkungen erwartet werden
können.
Einige Vermutungen gehen davon aus, daß manche »Immunstimulanzien« einige Vorgänge in der Immunabwehr tatsächlich fördern, gleichzeitig jedoch auch andere Schritte blockieren, ja sogar
für die Krebsabwehr notwendige Reaktionen unterdrücken können.

Obwohl im Moment viele Hoffnungen auf die Immuntherapie ausgerichtet sind und in keinem anderen Bereich so intensiv geforscht wird, sind noch viele grundlegende Aspekte in der Immunabwehr unbekannt. Der Wert einer adjuvanten Immuntherapie bei Prostatakrebs wird in der Schulmedizin zur Zeit noch sehr kontrovers diskutiert, und die meisten der von der Industrie angebotenen Präparate werden abgelehnt.

Solange es keine eindeutigen Therapiestudien gibt, die einen Vorteil dieser »immunologischen« und »biologischen« Therapien erkennen lassen, gibt es auch immer wieder Schwierigkeiten bei den Kassen, wenn diese die Kosten hierfür erstatten sollen.

12. Läßt sich das Wiedererkrankungsrisiko durch Bisphosphonate beeinflussen?

Die Einführung von Bisphosphonaten zählt zu den größten Fortschritten in der Therapie fortgeschrittener Prostatakarzinomerkrankungen. Seit Jahren weiß man, daß diese Substanzen bei einem Skelettbefall Schmerzen lindern, das Frakturrisiko reduzieren und eine prompte Senkung des krankhaft erhöhten Kalziumspiegels herbeiführen. Inzwischen wurde diese wertvolle Substanzklasse weiterentwickelt. Ein neuartiges Imidazol-Bisphosphonat (Zometa®) zeigte neben einer sehr guten schmerzlindernden Wirkung auch einen nachhaltigen Effekt bei der Verhinderung von metastasenbedingten Skelettkomplikationen. Darüber hinaus ist zu erwarten, daß das Osteoporoserisiko hormonell behandelter Patienten durch diese begleitende Bisphosphonattherapie reduziert wird.

13. Von einem Betroffenen hörte ich vom Prinzip des »positiven Denkens«. Meinen Sie auch, daß das Wiedererkrankungsrisiko sich dadurch beeinflussen lassen könnte?

Diese Vorstellungen besagen, daß positives Denken positive Reaktionen und negatives Denken (z.B. Angst, Furcht, Pessimismus) negative Reaktionen bewirkt und hierdurch Immunfunktionen beeinflußt werden könnten.

Ob hierdurch tatsächlich ein Einfluß auf das Krebswachstum, ja sogar auf das Wiedererkrankungsrisiko zustande kommt, ist zu bezweifeln. Trotzdem bin ich ein Verfechter dieses Prinzips.

»Positives Denken« hebt das Selbstvertrauen und führt zu Ausgeglichenheit. Schwierigkeiten lassen sich eher beherrschen.

»Positives Denken« beeinflußt auch die Schmerzempfindung. Die Schmerzschwelle wird höher, der Arzneimittelbedarf geringer (siehe Ratgeber »Delbrück: Krebsschmerz« [siehe Literaturauswahl]). Dies ist erwiesen.

Wenn es stimmt, daß Streß und Unzufriedenheit negative Auswirkungen auf den Krankheitsverlauf haben sollen, müßte dann nicht auch Gegenteiliges zutreffen?

14. Können Sie mir Beispiele für »positives Denken« geben?

Viele Sachverhalte lassen sich negativ, aber auch positiv darstellen. Wählen Sie die positive Darstellung!

Wenn Sie es z.B. als furchtbar empfinden, mindestens einmal alle sechs Monate eine Nachsorgeuntersuchung über sich ergehen lassen zu müssen, so ist dies eine negative Darstellung. Wenn Sie allerdings denken, daß die heutigen Untersuchungsmethoden und Nachsorgetherapien wesentlich mehr Sicherheit bieten als früher und Sie sich deswegen nach einer Nachuntersuchung beruhigter fühlen können, so ist dies eine positive Darstellung.

Wenn Sie immer daran denken, Krebs zu haben, so ist dies negativ. Wenn Sie daran denken, daß der Prostatakrebs ein – verglichen mit anderen Krebsarten – relativ gutartiger Krebs ist, so ist dies positives Denken.

15. Gibt es Selbstheilungskräfte?

Nicht nur die psychische Situation, sondern auch die Krankheit soll durch die Selbstheilungskräfte beeinflußt werden können. Zwar entziehen sich derartige Einflüsse der Psyche auf den Körper unserer naturwissenschaftlich geprägten schulmedizinischen Vorstellung; einzelne Kasuistiken und vor allem fernöstliche Lehren bestätigen jedoch die Möglichkeit einer Selbstheilung.

Eindeutige wissenschaftliche Studien, die den Kriterien einer wissenschaftlichen Untersuchung standhalten, gibt es hierzu nicht. Mit Sicherheit kann man allerdings davon ausgehen, daß sich Ihr persönliches Wohlergehen und Ihre Lebensqualität durch eine aktive Einstellung zu Ihrer Erkrankung beeinflussen lassen.

Klassische Selbstheilungsmethoden, wie z.B. das autogene Training, die Simonton-Methode oder auch die Meditation, können Sie in vielen Tumornachsorgekliniken, ja sogar in manchen Volkshochschulen erlernen.

Die Aktivierung von »Selbstheilungskräften« verlangt allerdings mehr. Sie setzt zumindest eine Akzeptanz der Erkrankung und der Konsequenzen voraus. »Selbstheilungskräfte« kann nur derjenige entwickeln, der seine Krankheit nicht bekämpft, sondern sie annimmt (nicht etwa hinnimmt). Schon allein die Vorstellung, trotz der Krankheit, trotz der Behinderung gesund sein zu können, kann positive Auswirkungen haben.

Um Selbstheilungskräfte zu aktivieren, darf man kein Passivverhalten zeigen. Nur wer aktiv daran arbeitet, gesund zu werden, zu bleiben und zu leben, kann Selbstheilungskräfte entwickeln. Ein wichtiger Bestandteil der Selbstheilung ist das »Positivdenken«.

16. Ich bin starker Raucher. Wirkt sich dies ungünstig auf meine Erkrankung aus?

Möglicherweise ja, obwohl keine eindeutigen Beweise für Zusammenhänge von Wiedererkrankungsrisiko und Rauchen bei Prostatakrebspatienten existieren. Sicher ist, daß durch Zigarettenrauchen die Immunabwehr erheblich beeinträchtigt und die Infektionsgefährdung größer wird. Herz-Kreislauf-Erkrankungen können entstehen, bzw. eine bestehende Herzschwäche kann sich verschlimmern. Auch die Lungenfunktion kann sich verschlechtern. Wenn Sie hin und wieder ein bis drei Zigaretten oder eine Zigarre rauchen, so ist hiergegen sicherlich nichts einzuwenden. Erfahrungsgemäß bleibt es jedoch nicht dabei, weswegen ich zum völligen Verzicht auf das Rauchen raten möchte.

17. Bekannte empfahlen mir Kürbiskerne, Blütenpollen, Brennesselwurzel, Roggenpollen und Sägepalmefrüchte, die ihnen bei Prostataerkrankungen sehr geholfen hätten.

In der Tat helfen diese »Phytotherapeutika« bei vielen Prostataerkrankungen, allerdings nur bei Beschwerden, die bei der Altersprostata (Prostataadenom, BPH) auftreten. Auf die Entwicklung eines Prostatakarzinoms haben sie keinerlei Einfluß.

18. Wie kommt es, daß manche Patienten schon nach kurzer Zeit einen Rückfall erleiden bzw. Metastasen bekommen, andere hingegen viele Jahrzehnte unbeschwert leben? Hängt das mit der Therapie zusammen oder mit der Sorgfalt der Nachsorgeuntersuchungen? Oder ist das alles Zufall?

Einer der möglichen Gründe hierfür kann tatsächlich darin bestehen, daß eine bestimmte Therapie oder Zusatztherapie (z.B. Hormon- oder Strahlentherapie) nicht oder nicht ausreichend durchgeführt wurde. Ein anderer Grund kann allerdings auch in der Tatsache gesehen werden, daß Prostatakarzinome sich auf Grund therapieunabhängiger Einflußfaktoren in ihrem Verlauf sehr unterschiedlich verhalten können.

Ob eine Wiedererkrankung (Rezidiv oder Metastasierung) erfolgt oder nicht und ob es zu einem Rückfall schon sehr bald oder erst nach vielen Jahren kommt, hängt von vielen Faktoren ab. Diese Faktoren nennt man *Prognosefaktoren* (Tabelle 8.1). Die Kenntnis dieser Risikofaktoren ist für den behandelnden Arzt insofern wichtig, als sie ihm bei der Entscheidung helfen, ob eine zusätzliche Sicherheitstherapie durchgeführt werden sollte oder nicht. Je schlechter die Prognose, desto notwendiger ist die Rezidivprophylaxe und desto sorgfältiger müssen die Nachsorgeuntersuchungen sein.

Zu den Prognosefaktoren zählen unter anderem die Tumorgröße, die Tumorausdehnung (TNM), die Ausreifung des Tumorgewebes (Gleason-Grading), die Art und Radikalität der durchgeführten Behandlung, die Hormonempfindlichkeit, ob gute oder schlechte Körperabwehrkräfte vorliegen, die Höhe des PSA-Wertes vor der Operation, das Lebensalter und auch eventuell Zweiterkrankungen des Patienten.

Eine gute Prognose haben Patienten, bei denen der Tumor frühzeitig genug erkannt wurde, auf die Prostata begrenzt ist, sehr differenziert ist und kurativ behandelt werden konnte. Statistisch gesehen haben diese Patienten eine genauso gute Lebenserwartung wie diejenigen Männer, die nicht an Prostatakrebs erkrankten und deswegen behandelt wurden. Wichtig sind auch das Vertrauen und der Wille des Patienten zur aktiven Auseinandersetzung mit seiner Erkrankung.

Es ist ein Mißverständnis zu glauben, daß durch sorgfältige Nachsorgeuntersuchungen eine Wiedererkrankung hinausgeschoben werden kann. Die Nachsorgeuntersuchungen haben lediglich zum Ziel, eine eventuelle Wiedererkrankung zum frühestmöglichen Zeitpunkt zu erkennen, um sie leichter und erfolgreicher behandeln zu können. Schließlich handelt es sich ja um eine diagnostische und nicht um eine therapeutische Maßnahme.

Tabelle 8.1: Therapieunabhängige Prognosefaktoren bei Patienten mit Prostatakrebs

---

- Tumorausbreitungsstadium (TNM): Je ausgedehnter der Tumor, desto schlechter die Überlebenschance.
- Grading (G, Gleason-Grade): Je unreifer das Gewebe, desto schlechter die Überlebenschance.
- Allgemeinzustand (AZ): Je schlechter der Allgemeinzustand, desto schlechter die Überlebenschance.
- Tumormarker (PSA): Je höher der PSA-Wert ist und je weniger er nach der Behandlung sinkt, desto schlechter die Überlebenschance. Je kürzer die Zeit bis zum Wiederanstieg des PSA, desto ungünstiger.
- Metastasen: Wenn die Metastasen sich in der Lunge und/oder der Leber befinden, dann ungünstig.

---

19. In einer Illustrierten las ich kürzlich, daß Krebspatienten sich die Amalgamfüllungen und die Mandeln entfernen lassen sollten.

Hierfür gibt es keinen Grund. »Wenn die Lösung des Krebsproblemes doch nur so einfach wäre, wie sich das einige Illustrierten vorstellen!« Sie sollten sich nicht von solchen Meldungen verwirren lassen. Fragen Sie bei derartigen Ratschlägen Ihren Arzt um seine Meinung!

20. Wirkt sich Streß negativ auf das Wiedererkrankungsrisiko aus?

Umfangreiche Studien und Hypothesen, die allerdings häufig umstritten sind, liegen zum Thema »Psychischer Streß als Krebsauslöser« vor. Man unterscheidet Eustreß und Dysstreß.

Unter Eustreß versteht man hohe körperliche und geistige Anforderungen, die jedoch eher zum Wohlbefinden beitragen. Eustreß macht Spaß und wirkt sich persönlich stabilisierend aus. Ich glaube kaum, daß Eustreß sich negativ auf das Krankheits- bzw. Wiedererkrankungsrisiko auswirken könnte.

Anders verhält es sich möglicherweise bei Dysstreß. Hierunter versteht man zu hohe körperliche und geistige Anforderungen, die mit Unbehagen, mit Aggressionen, ständiger Anspannung und Unterdrückung sowie Angst einhergehen. Dysstreß verursacht Strapazen und bewirkt psychische Labilität.

Wenn überhaupt, dann ist es eine ungenügende Streßverarbeitung, die sich ungünstig auswirken könnte. Versuchen Sie, hier an sich zu arbeiten! Psychologen, beispielsweise in Nachsorgekliniken, können Ihnen dabei behilflich sein und nützliche Tips geben.

21. Was halten Sie von einer Prophylaxe mit Mistelpräparaten?

Die Misteltherapie (z. B. Helixor®, Plenosol®) gehört zu den populärsten Alternativmethoden in der Krebstherapie. Sie nimmt in der alternativen Tumortherapie insofern eine gewisse Sonderstellung ein, als ihre Wirksamkeit weltanschaulich, d.h. anthroposophisch begründet wird.

Die Verwendung der Mistel geht auf RUDOLF STEINER um 1920 zurück. Sie steht in Zusammenhang mit einer geistigen Neuorientierung. Steiner sah die Ursachen der Krebsentstehung in einer Revolution physischer Kräfte und einem Mangel an »Ätherkräften«.

Die sogenannte Schulmedizin steht der Misteltherapie nach wie vor skeptisch, wenn nicht gar ablehnend gegenüber. Die bislang vorgelegten Therapiestudien über eine Wirksamkeit der Mistelpräparate halten nämlich den strengen Anforderungen der Arzneimittelprüfungen nicht stand.

Die Befürworter einer Misteltherapie gehen hingegen davon aus, daß die Misteltherapie in jedem Stadium der Krebserkrankung hilfreich ist. Sie weisen vor allem auf eine Besserung des Allgemeinzustandes und der Lebensqualität hin. Inzwischen liegen Erfahrungen bei Zigtausenden von Krebspatienten vor. Trotz dieser Erfahrungen gibt es allerdings bis heute noch keine eindeutige Erfolgsstudie, die zu einer wissenschaftlichen Anerkennung von Mistelpräparaten geführt hat. Dennoch erstatten die Kassen häufig die Kosten für eine Misteltherapie, zumal diese – verglichen mit den anderen alternativen Therapien – relativ preisgünstig und nebenwirkungsarm ist.

9 Welche diagnostischen Maßnahmen sind in der Nachsorge notwendig?

Fragen zu Vor- und Nachsorgeuntersuchungen zur Feststellung eines Krankheitsrückfalls

1. Wie häufig sollten Nachsorgeuntersuchungen vorgenommen werden? Welche Untersuchungen sind notwendig?

Diesbezüglich lassen sich keine pauschalen Empfehlungen abgeben. Je nach Bösartigkeit des Tumorgewebes, je nach Beschwerden, aber auch je nach Therapiefolgestörungen sind nämlich unterschiedliche Untersuchungen in unterschiedlichen Zeitintervallen notwendig. Je nachdem, ob die Prostata belassen wurde, ob Strahlen- oder Hormontherapien verabreicht wurden, muß die Nachsorge unterschiedlich organisiert werden.

Um Ihnen einen individuellen, auf Ihre Bedürfnisse zugeschnittenen Nachsorgeplan zu empfehlen, muß der nachsorgende Arzt Genaueres über die Art, die Lokalisation, die feingeweblichen Eigenheiten, die Ausdehnung des Tumors und die durchgeführte Therapie wissen. Das Basis-Untersuchungsprogramm müßte entsprechend erweitert werden.

Unterliegen Sie nicht der falschen Vorstellung, daß durch die Nachsorgeuntersuchungen Rezidive (Wiedererkrankungen) verhindert werden können. Die Rezidive lassen sich lediglich im Optimalfall zu einem so frühzeitigen Zeitpunkt erkennen, daß eine Behandlung noch möglich ist. Eine absolute Sicherheit der frühest-

möglichen Erkennung und Heilung gibt es nicht. Zwar sind die
heutigen diagnostischen Möglichkeiten um ein Vielfaches besser
als noch vor Jahren, aber Rezidive und Metastasen lassen sich
nach wie vor erst ab einer bestimmten Größe und Ausdehnung
feststellen.

2. Was versteht man unter dem Basis-Untersuchungs-programm in der Nachsorge?

Das Basisprogramm beinhaltet ein ausführliches »Frageprogramm
des Arztes«, die körperliche Untersuchung, die Untersuchung
der Prostataregion und des Mastdarms, Blutuntersuchungen einschließlich der Bestimmung der Tumormarker und evtl. auch
Ultraschalluntersuchungen. Je nach Risikokonstellation, Art und
Ausmaß der Therapiefolgestörungen und Begleiterkrankungen
kann und muß dieses Basisprogramm erweitert werden.

3. Warum empfehlen Sie mir überhaupt Nachsorge-untersuchungen? Der Urologe hat mir doch versichert, daß der gesamte Tumor und die gefährdeten Lymphknoten entfernt wurden. Im übrigen würde ich sowieso keiner neuen Operation zustimmen, falls etwas festgestellt werden sollte.

Das Risiko eines Krankheitsrückfalls bei Patienten, bei denen der
Chirurg den Tumor vollständig entfernt zu haben glaubt, ist nicht
unbeträchtlich.
Eine Abschätzung des Wiedererkrankungsrisikos ist bei Kenntnis
der Prognosefaktoren mit einer ungefähren Wahrscheinlichkeit
möglich (siehe Tabelle 8.1, S. 128). Kein Arzt – auch nicht Ihr ope-
rierender Chirurg – kann Ihnen eine hundertprozentige Sicherheit
geben.

Manche Patienten sind der Ansicht, daß mit Abschluß der erfolgreichen Operation die Behandlung abgeschlossen und alles »erledigt« sei. Diese Patienten vergessen, daß sich bei der Operation eventuell kleine Tumorzellnester dem Auge des Operateurs entzogen haben können oder daß einzelne Tumorzellen in die Blutbahn abgeschwemmt sind. Sie können zu neuen Krebsgeschwülsten bzw. Metastasen heranwachsen. Bei rechtzeitiger Erkennung können sie jedoch erfolgreich behandelt werden.

Die Krebsnachbetreuung zielt jedoch nicht nur darauf ab, Rezidive oder Metastasen möglichst frühzeitig zu erkennen, sondern viele andere Gründe sprechen zusätzlich für die Notwendigkeit von Nachsorgeuntersuchungen:

- Erkennung und Behandlung von Operationsfolgestörungen, wie z.B. Schwierigkeiten beim Stuhlgang und Wasserlassen (Inkontinenz), Störungen der Sexualität (Potenz) oder Auswirkungen der Medikamente auf z.B. Herz und Kreislauf oder Blut.
- Früherkennung eventueller Zweiterkrankungen, Tumorprophylaxe und Beratung für richtige Verhaltensweisen, allgemeine Vorsorgemaßnahmen.
- Sozialrechtliche Beratung und Einleitung von Hilfen, Beratung bei eventuellen beruflichen Problemen. Es gibt mehr Hilfen, als viele annehmen.
- Beratung bei eventuellen psychischen, familiären Problemen, Beratung und Information von Angehörigen.

4. Wie häufig und wie lange sind die Nachsorgeuntersuchungen notwendig? In welchen Zeitabständen müssen sie erfolgen?

Hierauf läßt sich keine pauschale Antwort geben; die Zeitintervalle müssen individuell je nach Wiedererkrankungsrisiko und je nach Rehabilitations- und Hilfsbedürftigkeit gewählt werden.

Die größte Gefährdung im Hinblick auf ein Tumorrezidiv besteht in den ersten beiden Jahren nach der Operation. In dieser Zeit empfehlen die meisten Ärzte Kontrolluntersuchungen in zwei- bis dreimonatigen Abständen.

Die Gefahr ist allerdings auch nach dem dritten, vierten und fünften Jahr, ja sogar noch nach vielen Jahren nicht gebannt, weswegen die Kontrolluntersuchungen ein Leben lang durchgeführt werden müssen. Das Risiko nimmt aber mit den Jahren ab, weswegen die zeitlichen Abstände zwischen den Nachsorgeuntersuchungen immer größer werden.

5. Sollte ich die Nachsorgeuntersuchungen im Krankenhaus, bei meinem Hausarzt oder bei einem »Fachmann« (z. B. Urologen oder Onkologen) vornehmen lassen?

Derjenige Arzt sollte die Nachsorge durchführen, der Sie, Ihre Krankengeschichte und Ihre Krankheit am besten kennt und der auch die entsprechenden Nachsorgeuntersuchungen (Laboruntersuchungen, Ultraschall, Röntgen) durchzuführen vermag. Leider gibt es gar nicht so viele Ärzte, die sich in der Problematik von Prostatakrebspatienten auskennen.

Wichtig ist, daß Sie Vertrauen zu dem nachsorgenden Arzt haben. Grundsätzlich können Sie natürlich jeden Arzt, auch Facharzt Ihres Vertrauens aufsuchen! Dies gilt allerdings häufig nicht für die Behandlung bei Klinikärzten, da diese ja in erster Linie für die Krankenhausbehandlung zuständig sind und von den gesetzlichen Krankenkassen nicht für die ambulante Versorgung zugelassen sind. Privatpatienten haben allerdings auch die Möglichkeit, diese Krankenhausärzte aufzusuchen.

6. Ich erhielt von meinem Arzt einen Tumornachsorgepaß ausgehändigt. Was ist das, und was soll ich damit tun?

In diesem Paß sind wesentliche Daten Ihrer Erkrankung festgehalten. Sie finden dort den für Ihre Erkrankung in der Nachsorge notwendigen Untersuchungsplan und die Ergebnisse der durchgeführten Nachsorgeuntersuchungen. Diesen Tumornachsorgepaß sollten Sie immer den betreuenden Ärzten zeigen, damit diese über die Voruntersuchungen informiert sind und keine Doppeluntersuchungen vornehmen. Auch Ihre eigenen Beobachtungen sollten Sie in den Paß eintragen.

Für Sie ist der Tumornachsorgepaß eine Art Fahrplan, der Sie an die Einhaltung der Nachsorgeuntersuchungstermine erinnern soll. Sie sollten die Termine sehr genau einhalten, um nicht Wesentliches zu versäumen!

7. Wo erhalte ich den Tumornachsorgepaß?

Im allgemeinen stellt der Krankenhausarzt den Paß aus. Falls nicht geschehen, so bitten Sie Ihren Hausarzt darum. Er kann ihn gegebenenfalls bei seiner kassenärztlichen Vereinigung anfordern. Unter Umständen kann auch die Nachsorgeklinik einen derartigen Paß ausstellen.

8. Obwohl ich sehr schlechte Venen habe und auch
unter Blutarmut leide, drängt der Arzt bei jeder
Nachsorgeuntersuchung auf eine Blutentnahme.
Ist das wirklich nötig? Was kann man aus dem
Blut erkennen?

Im Blut werden u.a. die Tumormarker regelmäßig bestimmt.
Gleichzeitig werden auch andere Untersuchungen vorgenommen.
So werden die in der Leber produzierten Enzyme und die Nieren-
funktionswerte bestimmt. Sind diese Werte erhöht, so besteht der
Verdacht einer Schädigung dieser Organe.
Lebenswichtige Mineralien (z.B. Kalzium) und andere Nährstoffe
lassen sich gleichzeitig bei der Blutuntersuchung nachweisen. Sie
können vermindert, möglicherweise auch vermehrt sein. Ist dies
der Fall, müssen unverzüglich entsprechende Maßnahmen eingeleitet werden. Unverzügliches Handeln ist dann geboten, wenn zuviel Kalzium im Blut gemessen wird.
Wichtig ist – und das trifft nicht nur auf die Laboruntersuchungen
zu –, daß überflüssige Mehrfachuntersuchungen unterbleiben.
Wenn Sie von anderen Ärzten mitbetreut werden oder zum Beispiel in eine Nachsorgeklinik kommen, so denken Sie mit daran,
daß dort schon bei der Aufnahmeuntersuchung die Ergebnisse der
letzten Blut-, Röntgen- und Ultraschalluntersuchungen vorliegen.
Hierdurch werden überflüssige Doppel- und Dreifachuntersu-
chungen vermieden. Berücksichtigen Sie auch den Grundsatz, daß
Ihnen nur dann kompetenter Rat und Hilfe zukommen können,
wenn der Arzt alle Unterlagen über Ihre Erkrankung, über die bis-
herige Therapie und die Untersuchungsergebnisse zur Verfügung
hat.

9. Die Nachsorgeuntersuchungen sind immer sehr lästig und nehmen viel Zeit in Anspruch. Meist sehe ich den Arzt auch nur sehr kurze Zeit und vergesse dann in der Hektik, die mich zu Hause immer bedrängenden Fragen zu stellen bzw. auf Fragen des Arztes erschöpfend zu antworten.

Vielleicht helfen hier folgende Verhaltensvorschläge:

* Sie sollten sich für alle Fälle die Telefonnummer des behandelnden Arztes aufschreiben.
* Sie sollten sich grundsätzlich vor dem Arztbesuch erkundigen, wann er Sprechstunde hat und ob er seine Patienten zu einem bestimmten Termin bestellt. Für die Tumornachsorgeuntersuchung sollten Sie sich auf jeden Fall einen festen Termin geben lassen.
* Merken Sie sich Ihren nächsten Arzttermin. Halten Sie in Ihrem eigenen Interesse alle Nachsorgetermine gewissenhaft ein.
* Machen Sie sich ruhig vor dem Arztbesuch Notizen, damit Sie nichts vergessen. Oft fällt einem das Wichtigste ja erst dann ein, wenn man wieder zu Hause ist. Je präziser Sie dem Arzt Auskunft geben bzw. Ihre Beschwerden schildern können, desto mehr Zeit hat er für andere wesentliche Untersuchungen.
* Sagen Sie dem Arzt, ob Schmerzen – auch rheumatischer Art – aufgetreten sind. Wenn Sie Schmerzen haben, so beschreiben Sie ihm die Lokalisation und die Art der Schmerzen (dumpf, scharf, kolikartig, ausstrahlend usw). Treten die Schmerzen nur bei Belastung auf oder auch in Ruhe, z. B. nachts?
* Sagen Sie dem Arzt, ob Sie Brennen beim Wasserlassen haben; haben Sie Schwierigkeiten beim Wasserlassen, träufelt der Harn gelegentlich nach, ist der Harnstrahl abgeschwächt, müssen Sie nachts auf die Toilette, haben Sie unwillkürlichen Harnabgang?
* Überlegen Sie sich vorher Antworten auf mögliche Folgefragen des Arztes:
* Wann hat was, wo und wie wehgetan?

- Wie oft und seit wann treten die Beschwerden auf?
- Welche Medikamente, Vitamintabletten oder ähnliches – auch Naturheilmittel und alternative (paramedizinische) Therapien – nehmen Sie ein?
- Antworten Sie dem Arzt möglichst genau und ehrlich. Lügen können unter Umständen gefährlich sein!
- Verwendet der Arzt medizinische Fachausdrücke, die Sie nicht verstehen, so fragen Sie ruhig nach deren Bedeutung. Auch dem Arzt ist sehr an Ihrem Verständnis und Ihrer Mitarbeit gelegen.
- Verlangen Sie vom Arzt nicht eine bestimmte Behandlungsmethode oder bestimmte Medikamente, aber sagen Sie ihm offen, wenn Sie schlechte Erfahrungen mit bestimmten Arzneimitteln oder Behandlungsmethoden gemacht haben.
  Achten Sie mit darauf, daß Medikamente und Hilfsmittel nicht auf ein und dasselbe Rezept geschrieben werden.
- Wenn alle Untersuchungen abgeschlossen sind, lassen Sie sich das Wichtigste erklären. Dies betrifft auch die Verordnung.
- Halten Sie die Verordnungen des Arztes bezüglich der Medikamente und empfohlenen Verhaltensweisen ein. Sonst kann er sich bei den folgenden Nachuntersuchungen kein Bild von dem Erfolg der Behandlung machen.
- Bleiben Sie nicht mitten in der Behandlung einfach weg, und versäumen Sie nicht die Nachsorgeuntersuchungen. Sie verzögern und gefährden ansonsten den Gesundungsprozeß und erhöhen das Wiedererkrankungsrisiko.

10. Was versteht man unter Tumormarkern, und welche Tumormarker sollte ich in der Nachsorge kontrollieren lassen?

Unter Tumormarkern versteht man Substanzen, die von Krebszellen in die Blutbahn abgegeben und dort laborchemisch nachgewiesen werden können. Es gibt hunderte verschiedener Tumormarker, die in der Krebsnachsorge empfohlen werden. In der Prostatakarzinomnachsorge haben die meisten von ihnen jedoch nur einen beschränkten Wert. Der derzeit beste Tumormarker in der Prostatakarzinomnachsorge ist das prostataspezifische Antigen (PSA). Dieser Tumormarker ist beim Prostatakarzinom meistens erhöht und ist aussagekräftiger als die digitale Untersuchung durch den Enddarm mit dem Finger. Der erhöhte PSA-Wert sinkt nach einer operativen Entfernung des Tumors innerhalb weniger Tage exponentiell ab. Nach einer Bestrahlung dauert es etwas länger, bis der PSA-Wert sinkt. Kommt es zu einem Rezidiv, so steigt der PSA-Wert wieder an.

Tumormarker eignen sich sowohl zur Rezidivfrüherkennung als auch zur Verlaufsbeurteilung und Überprüfung des Therapieerfolges. Kommt es beispielsweise zu einer Erniedrigung der Tumormarker während einer Hormon- oder Chemotherapie, so kann man von einem Ansprechen des Tumors auf diese Therapie ausgehen. Die Therapie sollte dann fortgeführt werden! Reagieren die Tumormarker hingegen nicht, ja steigen sie sogar an, so erübrigt sich eine Weiterführung der Therapie. Möglicherweise muß eine andere Therapie gewählt werden.

11. Was versteht man unter dem prostataspezifischen Antigen (PSA)? Wie ist die die Aussagekraft des PSA?

Das prostataspezifische Antigen (PSA) ist der derzeit beste Tumormarker für das Prostatakarzinom. Es wird in den Prostatadrüsen gebildet. Ein geringer Teil des PSA ist im Blut nachweisbar.

Bei Gesunden ist der PSA-Spiegel im Blut sehr niedrig, bei Prostatakarzinomerkrankten hingegen erhöht.

Das PSA-Protein kann frei im Blut vorliegen oder kann sich mit anderen Substanzen im Blut verbinden. Beide, freie und gebundene Formen, lassen sich bestimmen. Mit totalem PSA-Wert bezeich-

net man die Summe von der freien und gebundenen Form. Bei
dem Standard-PSA-Test handelt es sich in der Regel um den totalen Wert.

Die Normalwerte liegen unter 4 ng/ml. Erniedrigte Werte findet
man nach Einnahme von Finasterid (Proscar®, Propecia®). Werte
über 10 ng/ml gelten als hochverdächtig und erfordern eine Gewebeentnahme (Biopsie).

Leider ist der PSA-Marker entgegen seinem Namen nicht spezi-
fisch für Prostataleiden; er ist auch kein hundertprozentiger
Krebsnachweis, obwohl er eine hohe Aussagekraft hat. Es gibt
eine Reihe von Erkrankungen, die mit einer erhöhten Konzentration dieses Markers in der Blutzirkulation einhergehen, ohne daß
ein Tumor vorliegt.

Erhöhte Werte findet man bei der benignen Prostatahyperplasie
(BPH = Adenom), bei Entzündungen der Prostata (Prostatitis), bei
einem Harnverhalt, bei einem Prostatainfarkt, nach einer Pro-
statastanzbiopsie, nach digital rektaler Untersuchung sowie nach
einer Ejakulation. Wichtig ist, daß die Blutentnahme zur Bestimmung des PSA-Wertes vor der digitalen Untersuchung erfolgt.

Unabhängig von der absoluten PSA-Serumkonzentration ist die
Relation von freiem zu proteingebundenem PSA bedeutsam. Beim
Prostatakarzinom ist das proteingebundene PSA besonders erhöht. Ist man sich nicht sicher, bestimmt man beide PSA-Formen
und bildet den Quotienten aus dem freien PSA (f-PSA) und dem
gesamten PSA (t-PSA). Dies steigert die Aussagekraft gegenüber
der alleinigen Bestimmung von t-PSA.

Ein Anstieg des PSA-Markers nach einer Tumorbehandlung (Operation, Strahlentherapie, Hormontherapie oder Chemotherapie)
kann zwar früher als alle anderen Verfahren auf ein Rezidiv hinweisen; ein erhöhter Wert muß jedoch nicht z.B. zwangsläufig auf
eine Wiedererkrankung hinweisen. Krankhaft erhöhte Werte sind
nur dann von Bedeutung, wenn andere Untersuchungen wie z.B.
bildgebende Verfahren durchgeführt werden.

12. Bei mir sollen häufig Ultraschalluntersuchungen (Sonographien) durchgeführt werden. Wie geschieht das? Wie ist die Aussagekraft derartiger Untersuchungen?

Bei der Sonographie wird mit Hilfe energiereicher Schallwellen die unterschiedliche Schallreflexion von Organgeweben für die Diagnosestellung ausgenutzt. Jedes Organ hat nämlich ein anderes Schallreflexmuster.

Es handelt sich um eine schmerzlose und komplikationslose Untersuchungsmethode, die außerordentlich aussagekräftig ist.

Bei der *Rektumsonographie* – auch *transrektale Sonographie* oder *Endosonographie* genannt – wird ein Schallstab in den Mastdarm eingeführt. Mit dieser Spezialuntersuchung lassen sich vorzüglich Veränderungen der Darmwand, der Prostata und ihrer direkten Umgebung feststellen.

Gegebenenfalls können bei der Rektumsonographie gleichzeitig auffällige Stellen punktiert und Gewebe zur Untersuchung entnommen werden. Nachteil dieser wenig aufwendigen und schmerzlosen Untersuchung ist, daß sich nur das in der direkten Umgebung des Schallstabs befindliche Gewebe, nicht jedoch entfernter gelegene und gefährdete Lymphknoten und Organe untersuchen lassen.

Bei der Ultraschalluntersuchung durch die Bauchdecke hindurch – auch *abdominale Sonographie* genannt – werden die inneren Organe wie Leber, Niere, Harnleiter und Lymphknoten beurteilt. Bei gefüllter Blase gestattet diese Untersuchung gewisse Aussagen über die Prostatagröße; nach Entleerung der Blase ist eine sehr genaue Restharnbestimmung möglich.

Die *abdominale Sonographie* hat eine große Aussagekraft bei der Suche nach Tumorabsiedlungen, Harnstau, Restharn in der Blase und eventuellen Lebermetastasen.

Bei der Suche nach bzw. beim Ausschluß von Tumorabsiedlungen im kleinen Becken bzw. dem Skelett ist sie der Computertomographie und dem NMR unterlegen. Die Computertomographie

und/oder das NMR werden bei Verdacht auf Lymphknotenbefall
im kleinen Becken eingesetzt.

13. Welche Untersuchung ist aussagekräftiger zum Ausschluß einer Wiedererkrankung an der Prostata, die Ultraschalluntersuchung über die Bauchdecke oder die Rektumsonographie, die Computertomographie (CT), die Nuclear Magnetic Resonance (NMR) oder gar die Positronenemissionstomographie (PET)?

Es handelt sich bei all diesen Maßnahmen um sehr aussagekräfti-
ge Untersuchungen, die sich in ihrer Aussagefähigkeit gegenseitig
ergänzen und nicht etwa einander ersetzen können. Während mit
der Ultraschalluntersuchung von der Bauchdecke her nur grobe
Auffälligkeiten an der Prostata selber, jedoch sehr zuverlässig ein
Harnstau mit Änderungen an Niere, Leber und den oberen Harnwegen erkannt bzw. ausgeschlossen werden können, liegt der Vorteil der Endosonographie in der Beurteilung der Prostata, der Prostataloge und der sie direkt umgebenden Region.
Der große Vorteil der Computertomographie (CT) ist, daß auch
entfernter gelegene Veränderungen gut beurteilt werden können.
Da die Prostata sich im CT ebenso wie im PET nur schlecht darstellen läßt, ist die Aussagekraft dieser beiden Untersuchungen bei
der Beurteilung der Prostata selber begrenzt. Die Positronenemis-
sionstomographie (PET) ist eine relativ teure Untersuchung, deren
Kostenübernahme grundsätzlich bei der Kasse vorher beantragt
werden muß. Die Nuclear Magnetic Resonance (NMR) dient vorrangig zum Ausschluß von Metastasen in der Wirbelsäule und zur
Abklärung verdächtiger Narbenbezirke. Sie erlaubt auch eine gute
Darstellung der Prostata und des umgebenden Gewebes.

14. Wieso soll ich immer mit gefüllter Blase zur Nachsorgeuntersuchung kommen?

Das kann mehrere Gründe haben. Die Abdomen-Ultraschalluntersuchung ermöglicht nur bei gefüllter Blase von der Bauchdecke her die Beurteilung der verbliebenen Prostatakonturen. Der häufigste Grund jedoch ist, daß der Arzt den Restharn messen möchte, d.h., wieviel Harn vor und nach der Harnentleerung noch in der Blase verbleibt. Indirekt erhält er so Informationen über die Funktion des Blasenschließmuskels.

Möglicherweise möchte ihr Arzt den Harn auch auf Zellen (zytologische Untersuchung) oder Bakterien (Bakteriogramm) untersuchen. Ein weiterer Grund kann sein, daß Ihr Arzt wissen möchte, woher eventuelles Blut im Urin stammt.

15. Wie sicher ist die Endosonographie zum Ausschluß eines Krankheitsfortschreitens?

Mit der Endosonographie können lediglich das Gewebe der verbliebenen Prostata bzw. das in der Nähe liegende Gewebe beurteilt werden.

Ob diese Gewebeveränderungen einer Entzündung, einer Verkalkung oder gar einem Tumor entsprechen, kann häufig nur durch zusätzliche feingewebliche Untersuchungen aus den verdächtigen Arealen abgesichert werden. Man wird daher bei einem auffälligen endosonographischen Befund häufig eine Biopsie mit feingeweblicher Untersuchung anschließen.

16. Welches ist die beste Untersuchungsmethode zum Ausschluß von Skelettmetastasen – Szintigraphie, Röntgen, Computertomographie oder NMR?

Bei all diesen Untersuchungen handelt es sich um ergänzende Untersuchungsmethoden, da mit einer Untersuchung allein häufig keine sichere Aussage möglich ist.

Für Sie selber ist es sehr wichtig, daß Sie dem Arzt eventuell zwischenzeitlich aufgetretene Schmerzen mitteilen. Gelegentlich verbergen sich hinter Symptomen wie »Ischias,« »rheumatischen Beschwerden« oder »Schmerzen im Kreuz« Metastasen. Die Spezialuntersuchungen wie Computertomographie und NMR wird der Arzt nur dann veranlassen, wenn trotz laborchemischer Untersuchungen, trotz Skelettszintigraphie und Röntgen weiterhin Unklarheiten bestehen.

17. Wozu dient die Szintigraphie?

Die Szintigraphie gibt die räumliche Verteilung einer radioaktiven Substanz an, die von den Zellen aufgenommen und gespeichert wird (z.B. bei der Skelettszintigraphie in den knochenbildenden Zellen). Die Art und die Intensität der Verteilung der Radioisotope geben Aufschluß über eventuelle krankhafte Veränderungen. Sie kann schon viele Monate vor Auftreten von Knochenschmerzen auffällig werden.

Die Skelettszintigraphie ist wesentlich empfindlicher als das Röntgen. Im Röntgen erkennt man Knochenherde erst ab einem Entkalkungsgrad von 30 bis 40 %. Auffallende szintigraphische Befunde sind allerdings kein Beweis für Metastasen. Es kann durch sie lediglich ein Verdacht geäußert werden, da sehr ähnliche Befunde auch bei gutartigen Veränderungen im Skelett und bei Abnutzungserscheinungen (Arthrose) auftreten können.

Ein weiterer Grund für skelettszintigraphische Untersuchungen in der Nachsorge kann sein, hierdurch die Effektivität einer durchgeführten Therapie zu überwachen. Sprechen die Skelettmetastasen auf eine durchgeführte Therapie – z.B. auf die Hormonbehandlung – an, so ändert sich ihr Speichermuster in der Szintigraphie. Die Szintigraphie kann das Röntgen nicht ersetzen. Um z.B. einen szintigraphisch verdächtigen Herd genau im Skelett zu lokalisieren oder um eine Bruchgefährdung auszuschließen oder um ein Ansprechen auf eine durchgeführte Hormontherapie oder Strahlentherapie zu objektivieren, bietet die Röntgenuntersuchung bessere Informationen. Auch speichern 5 bis 10 % aller Knochenabsiedlungen die Radionuklide nicht, d.h., die Szintigraphie ist trotz Knochenbefall unauffällig, und die Absiedlungen lassen sich nur im Röntgenbild feststellen.

18. Wie häufig sollte die Skelettszintigraphie durchgeführt werden?

Das hängt ganz von dem Erkrankungsrisiko ab. Bei Verdacht – und dazu zählt schon eine Erhöhung des Tumormarkers PSA – sollte die Szintigraphie auf jeden Fall durchgeführt werden.

19. Wozu und wann ist eine Blasenspiegelung (Zystoskopie) notwendig?

Die Harnröhre kann mit dieser Untersuchung in ihrer vollen Länge einschließlich des Schließmuskel beurteilt werden. Harnröhrenvernarbungen und -verschlüsse oder -fisteln sind gut feststellbar. Nach Prostataentfernung kann man die Weite der Prostataloge feststellen und die Schließmuskelfunktion prüfen. Die Blasenwand läßt sich sehr gut einsehen, und es läßt sich – falls nötig – Gewebe

zur Untersuchung entnehmen. Diese Untersuchung kann beim wa-
chen Patienten vorgenommen werden, d.h., eine Vollnarkose ist
nicht notwendig.

20. Bei mir soll eine Biopsie aus der Prostata vorge-
nommen werden. Was ist hierunter zu verstehen?
Mit welchen Komplikationen ist zu rechnen?

Ob Tumorgewebe vorliegt und eine Therapiebedürftigkeit besteht
oder ob das Tumorgewebe auf eine Strahlen- oder Hormontherapie angesprochen hat oder nicht, kann häufig nur durch eine Gewebeentnahme (Biopsie) aus der verdächtigen Region mit nachfol-
gender mikroskopischer Untersuchung der entnommenen Zellen
geklärt werden.
Mit der Stanzbiopsie und Saugbiopsie werden ganze Gewebebrök-
kel untersucht (Histologie), wohingegen mit der Feinnadelbiopsie
einzelne Zellen (Zytologie) untersucht werden.
Häufig wird die Gewebeentnahme unter gleichzeitiger Ultraschall-
kontrolle vorgenommen. Dies geschieht entweder durch den Enddarm hindurch (transrektal) oder auch durch den Damm (transpe-
rineal). Diese Untersuchung ist nicht schmerzhaft.
Manchmal kann einige Tage nach der Prostatabiopsie noch Blut
im Harn auftreten, was jedoch in der Regel harmlos ist. Die Be-
fürchtung, daß bei der Biopsie Tumorzellen verschleppt werde
könnten, die dann Metastasen bildeten, ist in der Praxis unbe-
gründet.

21. Wann und wie oft sollten Kontrollbiopsien zur Beurteilung des Therapieeffekts durchgeführt werden?

Das hängt ganz davon ab, ob bei Ihnen eine Strahlentherapie oder Hormontherapie durchgeführt wurde. Nach einer Prostatektomie ist natürlich keine Biopsie notwendig, da ja kein Prostatagewebe mehr vorhanden ist. Während unter einer Hormonbehandlung oder Chemotherapie bereits nach einigen Tagen Veränderungen an den Zellen der verbliebenen Prostata erkennbar sind, ist eine Beurteilung des »Strahlentherapieeffektes« oft erst nach einem Jahr möglich. Im allgemeinen pflegt man die Biopsiekontrollen in drei- bis sechsmonatigen Abständen durchzuführen.

22. Welche Vorsorgeuntersuchungen empfehlen Sie?

Es ist sehr wichtig, daß Sie auch in der »Nachsorge« an die Notwendigkeit der Vorsorgeuntersuchungen denken. Wenn man einmal von einem Krebsleiden geheilt wurde, so bedeutet dies ja in keiner Weise, daß man deswegen gegen Krebsleiden an anderer Stelle gefeit ist.

Zur Vorsorge empfehle ich, mindestens einmal jährlich den Stuhl auf Blut untersuchen zu lassen. Diese Untersuchungen können gleichzeitig mit den anderen Nachsorgeuntersuchungen durchgeführt werden. Auch sollten die Nieren bei der Ultraschalluntersuchung besonders beachtet werden. Die sicherste Methode zum Ausschluß von Darmkrebs ist die Spiegelung. Sie sollte alle fünf Jahre erfolgen und gilt seit 2002 als erstattungsfähige Leistung der gesetzlichen Krankenkasse.

10 Wie macht sich eine Wieder-
erkrankung bemerkbar?

Fragen zu Symptomen eines Krankheitsrückfalls

1. Welche Beschwerden lassen auf eine Wieder-
erkrankung schließen?

Diese Frage läßt sich nicht in Kürze beantworten, zumal die meisten Beschwerden unspezifisch sind. Unspezifisch deswegen, weil
sie völlig unabhängig vom Tumorleiden oder der Therapie auftreten können. Es gibt keine Beschwerden, die typisch für einen
Rückfall des Karzinoms sind.
So können die verschiedensten Gründe für »rheumatische Beschwerden« und Schmerzen im Rücken verantwortlich sein. An
Tumorabsiedlungen im Skelett muß allerdings immer gedacht
werden. Häufig werden die Schmerzen von den Patienten nicht
ernst genug genommen und als Rheuma fehlgedeutet. Daher
kommt es nicht selten aus ganz geringfügigem Anlaß »wie aus
heiterem Himmel« zu einem Bruch des tumorbefallenen Kno-
chens.
Blut im Harn kann durchaus auch bei gutartigen Entzündungen
oder nach der Strahlentherapie oder der Zystoskopie auftreten. Es
muß jedoch auch an ein lokales Fortschreiten der Krebserkrankung gedacht werden.
Appetitmangel, Gewichtsverlust und körperlicher Verfall können
die verschiedensten Ursachen haben. Zu Gewichtsverlust infolge

Tumorwiedererkrankung kommt es häufig erst, nachdem schon andere Tumorsymptome aufgetreten sind.

Fieber weist häufig auf einen Infekt hin; insbesondere ist an einen Infekt der Harnwege zu denken. Bei Fieber mit Nachtschweiß muß man u.a. auch an die Möglichkeit einer Tuberkulose denken, die bei älteren und abwehrgeschwächten Menschen gerne wieder aufflackert. Der Tumor ist selten die Ursache.

2. Wie groß muß ein Tumor sein, damit er Beschwerden bereitet?

Ob ein Tumor Beschwerden bereitet oder nicht, hängt weniger von seiner Größe als von seiner Lokalisation ab. So können sich schon sehr kleine Tumorabsiedlungen in der Nähe von Nerven oder im Knochen frühzeitig durch Schmerzen ankündigen. Wird die Blasenschleimhaut befallen, so können schon frühzeitig Blutungen entstehen, bzw. Blut kann mit dem Urin abgehen (Hämaturie). Drückt der Tumor auf die Harnwege, so können ein Harnstau und eine erhöhte Infektanfälligkeit auftreten. In anderen Regionen können sich die Tumoren hingegen häufig lange ungehindert ausbreiten, bevor sie Beschwerden bereiten.

Daß erst relativ spät Beschwerden auftreten, liegt daran, daß – im Gegensatz zu der gutartigen Prostatavergrößerung (Altersprostata) – die Vergrößerung der bevorzugt krebsbefallenen Außendrüse erst sehr spät auf andere Organe drückt oder gar Schmerzen bereitet. Im Gegensatz zur Innendrüse, die leicht auf die Harnröhre drückt, einen Harnstau verursacht und den Harnfluß einschränkt, kann die Außendrüse sich ungehindert ausdehnen.

3. Wo siedeln sich die Tochtergeschwülste (Metastasen) bevorzugt an?

Der Prostatakrebs kann sich sowohl lokal, auf dem Lymphwege (lymphogen) und auch über das Blut (hämatogen) ausdehnen.
Bei der lokalen Ausbreitung wird die Kapsel überschritten, und es werden Samenblasen, Blasenboden und Lymphknoten befallen. Es kann zu einem Harnstau kommen.
Bei der lymphogenen Ausbreitung sind die Lymphknoten innerhalb des Beckens besonders gefährdet.
Die hämatogene Metastasierung kann schon sehr frühzeitig zu entfernt gelegenen Absiedlungen führen. Besonders das Skelett ist gefährdet, aber auch andere Organe wie Lunge oder Leber können betroffen sein. Häufigste Skelettlokalisationen sind das knöcherne Becken, die Wirbelkörper, die Schädelknochen sowie die Rippen.

4. Ich habe ständig Schmerzen am Rücken. Können diese auf eine Wiedererkrankung in der Wirbelsäule hinweisen?

Diese Frage zwingt sofort zu Gegenfragen.
Schmerzen sind nämlich sehr uncharakteristische Beschwerden; sie können, aber müssen in keiner Weise ein Hinweis für eine mögliche Wiedererkrankung sein. Sie können sehr unterschiedliche Ursachen haben. Dies trifft insbesondere auf Schmerzen am Rücken zu. Damit Ihr Arzt die Ursachen für die Schmerzen besser eingrenzen kann, wird er Ihnen möglicherweise einige der in Tabelle 10.1 aufgezählten Fragen stellen. Danach wird er möglicherweise eine Röntgenaufnahme oder eine Skelettszintigraphie veranlassen.

Tabelle 10.1: Fragen, die der Arzt meist bei dem Symptom »Schmerzen« stellt

---

- Seit wann bestehen die Schmerzen? Hatten Sie früher auch schon ähnliche Schmerzen? Wo sind sie lokalisiert? Sind sie in der Tiefe oder oberflächlich?

- Wie sind die Schmerzen? (dumpf, bohrend, tief, brennend, krampfartig, ständig, lokalisiert oder diffus)?

- Strahlen die Schmerzen aus, gehen sie mit Gefühlsstörungen in den Armen oder in den Oberschenkeln einher?

- Besteht eine Abhängigkeit von der Atmung? Treten die Schmerzen nur bei der Arm-/Beinbewegung auf?

- Treten die Schmerzen nur bei Belastung oder auch (nur) in Ruhe auf? Handelt es sich um Druckschmerzen?

- Sprechen die Schmerzen auf Medikamente an? Wenn ja, auf welche Medikamente?

---

5. Das Essen schmeckt mir sehr gut, weswegen ich auch an Gewicht zugenommen habe. Dies kann ja nur ein gutes Zeichen sein, oder?

Gewichtsveränderungen sind sehr unspezifische Symptome. Die verschiedensten Ursachen können hierfür verantwortlich sein. Nach meinen Erfahrungen geht das Wiederauftreten einer Krebserkrankung in den seltensten Fällen anfangs mit Gewichtsabnahme einher. Erst relativ spät kommt es zu Gewichtsverlust. Eine Gewichtszunahme ist in keiner Weise eine Garantie für Krebsfreiheit. Umgekehrt brauchen Appetitlosigkeit und Gewichtsabnahme keine Verdachtshinweise auf ein Krankheitsfortschreiten zu sein. Andere körperliche und seelische Ursachen können hierfür auch in Betracht kommen.

6. Läßt blutiger Urin (Hämaturie) auf eine Wiedererkrankung schließen?

Zum blutigen Urin kommt es immer dann, wenn kleine oder größere Blutgefäße im Harnsystem verletzt werden. Hierzu kann es während einer Entzündung oder Verletzung infolge eines Katheters oder einer Spiegelung oder auch nach Strahlentherapie oder Entzündungen kommen. Ein Tumorbefall kann natürlich auch in Frage kommen. Der Arzt kann relativ leicht und frühzeitig die Blutungsquelle feststellen. Hierfür untersucht er den Urin und macht eine Blasenspiegelung.

7. Ab wann merke ich, ob die Lunge befallen ist?

Häufig bemerken Sie dies selber überhaupt nicht oder erst dann, wenn die Krankheit schon sehr fortgeschritten ist. Gelegentlich kommt es zu trockenem Husten. Durch die Nachsorgeuntersuchungen wird das Rezidiv in der Lunge im allgemeinen relativ rasch erkannt.

8. Mit welchen Beschwerden gehen Krebsabsiedlungen im Skelett einher?

Knochenmetastasen gehen im Anfangsstadium häufig mit unspezifischen Schmerzen einher; auch später kann die Schmerzintensität sehr unterschiedlich sein. Überwiegend rühren »Knochen- und Gelenkschmerzen« zwar von Abnutzungserscheinungen der Wirbelsäule und der Gelenke her und haben nichts mit Tumorabsiedlungen zu tun, dennoch sollten Sie diese Schmerzen auf jeden Fall dem Nachsorgearzt mitteilen.

Der Arzt verfügt über relativ genaue Untersuchungsmethoden (z.B. Skelettszintigraphie, Tumormarker, Röntgen, Computertomographie), die über die Ursache dieser Beschwerden Auskunft geben. Mit der Skelettszintigraphie gelingt es, Krebsabsiedlungen in den Knochen schon zu einem Zeitpunkt festzustellen, zu dem diese schmerzlos und noch nicht einmal im Röntgenbild feststellbar sind. Bei szintigraphischem Verdacht schließt sich eine Röntgenuntersuchung an.

9. Woran merke ich, daß die Lymphknoten befallen sind? Woran merke ich, daß ein Harnstau vorliegt?

Lymphknotenvergrößerungen am Schlüsselbein, am Hals oder in der Achselhöhle lassen sich tasten. Sie sind jedoch relativ selten befallen. Schwieriger ist es hingegen, den wesentlich häufigeren Lymphknotenbefall im Bauchraum und im Becken auszumachen. Durch eine Computertomographie lassen sich diese Lymphknoten allerdings gut beurteilen.

Durch die Lymphographie – eine spezielle Röntgenkontrastdarstellung der Lymphwege – lassen sich die gefährdeten Lymphknoten ebenfalls darstellen. Im Gegensatz zu früher wird diese Untersuchung heute allerdings sehr selten in der Nachsorge durchgeführt.

Ein Lymphknotenbefall im Becken bereitet im Anfangsstadium so gut wie keine Beschwerden. Erst relativ spät, wenn die befallenen und vergrößerten Lymphknoten auf die Harnwege oder auf den Mastdarm drücken oder die Lymph- oder Blutwege einengen, treten Symptome auf.

Der Harnabfluß kann auch durch die vom Tumor befallene Blase behindert sein. Manchmal kommt es dann zu einer Abschwächung des Harnstrahls und zu Störungen wie bei einer »Reizblase« oder zu blutigem Urin.

Der tumorbedingte Harnstau macht sich – wenn überhaupt – am
Anfang nur durch unspezifische Beschwerden wie Müdigkeit und
Leistungsminderung sowie Infektanfälligkeit und eventuelle Rük-
kenschmerzen bemerkbar. Wenn unbehandelt, dann kommt es zu
einer Harnvergiftung mit körperlichem Verfall.

11 Welche Behandlungsmöglichkeiten bestehen bei Wiederauftreten der Erkrankung?

Fragen zu Krankheitsrückfällen, Metastasen und deren Behandlung

1. Welche Behandlungsmöglichkeiten bestehen, wenn bei einer Nachsorgeuntersuchung Bösartiges festgestellt wird?

Diese Frage läßt sich pauschal nicht in Kürze beantworten, da die Behandlung je nach Lokalisation, Ausdehnung des Rezidivs, Hormonempfindlichkeit des Tumors sowie Beschwerden und Allgemeinzustand des Patienten völlig unterschiedlich sein kann.

Eine erneute Operation kommt bei wenigen Patienten in Frage. Manchmal wird eine Strahlentherapie oder Chemotherapie durchgeführt; bei den meisten Patienten wird man jedoch zuerst an die zahlreichen Möglichkeiten einer Hormontherapie denken.

Manchmal kann man ganz auf eine Behandlung verzichten. Dies wird man dann tun, wenn der Tumor sehr langsam wächst, er keine Beschwerden bereitet oder die Nachteile der Behandlung größer als die Vorteile eingeschätzt werden.

*2. Mein Onkel ist an einem Prostatakrebs verstorben.
Schon bald nach der Operation bekam er einen
Rückfall (Rezidiv) und hatte danach monatelang
furchtbare Schmerzen. Er mußte sich bis zu seinem
Tode sehr quälen. Gibt es heute bessere Therapien
gegen das Rezidiv? Werde ich später auch solche
Schmerzen haben?*

Gerade in der Therapie des fortgeschrittenen Prostatakarzinoms
sind in den letzten Jahren große Fortschritte erzielt worden. Dies
betrifft auch bzw. besonders die Schmerzbehandlung. Es gibt heute so gute und so nebenwirkungsarme Schmerztherapien und
Schmerzmittel, daß quälende Beschwerden in der letzten Lebensphase wirklich die Ausnahme darstellen.

*3. Ich habe zwar Schmerzen, möchte jedoch ungern
zu Schmerzmitteln greifen. Wer weiß, ob ich nicht
später stärkere Schmerzen habe und Schmerzmittel
brauche, die dann jedoch wegen der langdauern-
der Anwendung nicht mehr wirken könnten?*

Ihre Vorstellungen und Ängste vor einer eventuellen Gewöhnung
waren noch vor einigen Jahren richtig; sie gelten heute jedoch als
überholt. Wir verfügen heute über eine Reihe völlig unterschiedlich wirkender schmerzstillender Medikamente, die wesentlich nebenwirkungsärmer als früher sind. Auch wird die Gefahr einer
Schmerzmittelgewöhnung bei Krebspatienten heute wesentlich geringer als früher eingeschätzt.
Heute weiß man, je früher mit der Behandlung von Tumorschmerzen begonnen wird, desto niedrigere Schmerzmitteldosierungen
sind notwendig. Seien Sie also kein »Held«! Tumorschmerzen machen Sie nicht härter, sondern zermürben Sie auf die Dauer. Es

macht nicht nur keinen Sinn, die Schmerzen aushalten zu wollen, sondern es erhöht auch das Risiko, daß Sie schließlich stärkere Schmerzmittel brauchen werden.
Die Entscheidung, welches Schmerzmittel das für Sie beste ist, sollten Sie nur dem erfahrenen Arzt überlassen. Ansonsten kann es passieren, daß Sie mit »Kanonen auf Spatzen schießen« oder daß Sie noch weiterhin Schmerzen haben. Gerade die beim Prostatakrebs auftretenden Schmerzen sprechen auf einige Substanzen und Kombinationen besser und auf andere schlechter an.

4. Was kann ich selbst zur Schmerzlinderung beitragen?

Ärger, Frustrationen und Streß schlagen nicht nur auf den Magen, sondern erhöhen auch die Schmerzanfälligkeit. Daher sollten generell ausgeprägte Streßsituationen und längere Phasen starker seelischer Beanspruchung gemieden werden. Während einer erhöhten Belastungsphase sollten Erholungspausen eingelegt werden.
Die Schmerzempfindung und -verarbeitung werden durch Ängste, Depressionen, Isolierung und Verkrampfung negativ beeinflußt. Gehen Sie aktiv hiergegen an! Durch Entspannungstechniken, durch positives Denken und Optimismus können Sie diese Einflußfaktoren manchmal zumindest mildern.

5. Es dauert immer einige Zeit, bis die Schmerzmedikamente wirken. Was kann ich bis dahin zur Linderung der Schmerzen tun?

Es kann unterschiedlich lang dauern, bis die Wirkung der verschiedenen Schmerzmedikamente eintritt. Es gibt einige Schmerzmittel, die schon kurz nach Einnahme des Schmerzmittels wirken, andere hingegen sind erst nach einer halben Stunde wirksam. Häufig helfen Ablenkungsstrategien, so z.B. Musik hören, fernsehen, Bilder betrachten und beschreiben, ein Buch lesen, ein Puzzlespiel machen, mit einer anderen Person sprechen. Manchen Patienten verschafft eine Hautmassage Erleichterung.

Versuchen Sie es mit einer Entspannungstechnik, z.B. mit der Muskelrelaxation, dem autogenen Training, dem bewußten Atmen oder einer der Visualisierungstechniken. Tips hierfür, ebenso wie speziellere Empfehlungen für die Schmerzbehandlung bei Krebspatienten, finden Sie in dem Ratgeber »Delbrück: Krebsschmerz [siehe Literaturauswahl]).

Sollten derartige Schmerzepisoden häufiger auftreten, muß möglicherweise die Medikation geändert werden und »präventiv« entweder eine andere Dosierung oder gar ein anderes Medikament gewählt werden.

6. Kann ich nach Schmerzmitteln süchtig werden?

Theoretisch ja, insbesondere nach morphinhaltigen Medikamenten. Das Risiko ist abhängig von der Art des Medikaments, der Dosis und der Dauer der Einnahme.

Wegen der Suchtgefahr fallen einige zentrale Schmerzmittel unter das Betäubungsmittelgesetz. In der Praxis kommt es bei Tumorpatienten jedoch selbst nach Einnahme dieser »Betäubungsmittel« so gut wie nie zu Suchtproblemen, wenn folgende Bedingungen eingehalten werden:

- Die Medikamente werden nur wegen ihrer schmerzstillenden Wirkung eingenommen.
- Die Medikamente werden in regelmäßigen Zeitabständen verabreicht.
- Die Medikamente werden nur in Form von Tabletten, Schmerzpflastern, Lösungen oder Zäpfchen und nicht in Form von Spritzen verabreicht.

• Die notwendige Schmerzmitteldosierung wird individuell bestimmt, die Dosisanpassung erfolgt kontrolliert und in kleinen
Schritten.

Die zumeist unberechtigte Angst vor einer Sucht ist mit einer der
Gründe dafür, daß viele Patienten keine ausreichende Schmerzme-
dikation erhalten und so in ihrer Lebensqualität eingeschränkt
werden.

7. Ich soll möglichst regelmäßig morphinhaltige Schmerzmittel einnehmen. Innerlich wehre ich mich sehr gegen diese »Suchtmittel«, die man doch eigentlich erst ganz zum Schluß einsetzen sollte, wenn die Schmerzen unerträglich werden.

Sie haben unrecht. Es gibt Morphintabletten mit einer Langzeit-
wirkung, die wegen ihrer guten Wirkung bei geringen Nebenwirkungen schon sehr frühzeitig eingesetzt werden sollten. Obwohl
grundsätzlich eine Sucht möglich ist – morphinhaltige Schmerzmittel fallen daher auch unter das Betäubungsmittelgesetz –, ist
mir bislang bei keinem Krebspatienten eine Suchtentwicklung bekannt geworden. Voraussetzung ist, daß die morphinhaltigen Medikamente in regelmäßigen Abständen eingenommen werden. Die
Einnahme »nach Bedarf« ist mit höheren Dosen und einer größeren Suchtgefahr verbunden.

8. Welche Nebenwirkungen haben morphinhaltige Schmerzmedikamente?

Die wesentlichste Nebenwirkung ist die Verstopfung, weswegen
Sie gleichzeitig mit den Morphintabletten stuhlgangsfördernde
Mittel einnehmen sollten (z. B. Milchzucker bzw. Laktulose). Gele-

gentlich kommt es – insbesondere in den ersten Tagen – zu Abgeschlagenheit und Müdigkeit. Diese legt sich häufig. Einige Patienten können die Morphintabletten wegen Gallenbeschwerden nicht vertragen.
Ausführlicheres finden Sie im Ratgeber »Delbrück: Krebsschmerz [siehe Literaturauswahl]).

9. Ich erhalte seit zwei Jahren ein LH-RH-Analogon und ein Antiandrogen. Unter dieser Behandlung kam es nun zum Fortschreiten der Erkrankung. Der behandelnde Arzt will nun lediglich das Antiandrogen absetzen. Ist das sinnvoll, und wie soll ich das verstehen?

Ja, es ist sinnvoll, da bei kompletter Androgenblockade über einen längeren Zeitraum das Antiandrogen nicht mehr als Gegenspieler des männlichen Sexualhormons wirkt (Antiandrogen), sondern durch Veränderung des Rezeptors als Androgen und damit das Tumorwachstum fördert.
Setzt man das Antiandrogen ab und behandelt alleine mit dem LH-RH-Analogon weiter, kann es erfahrungsgemäß in vielen Fällen zu einer Rückbildung des Tumors kommen (»antiandrogen withdrawal syndrome«).

10. Ist eine Heilung noch möglich, wenn bei der Kontrolluntersuchung ein bösartiger Befund festgestellt wird?

Wenn das Rezidiv auf die Prostata isoliert ist, kann durch eine Operation oder Strahlentherapie noch eine Heilung erzielt werden. Die Kryotherapie, HIFU (high intensity focused ultrasound)

und RITA (radio frequency interstitial tumor ablation) haben das Spektrum der möglichen Lokaltherapien erheblich erweitert.

Leider hat sich der Tumor häufig allerdings schon ausgebreitet. In diesem Fall wird man Therapien bevorzugen, die in erster Linie das Wachstum des Tumors für eine mehr oder minder lange Zeit stoppen bzw. zumindest verlangsamen oder die Krankheit in einen chronischen Zustand überführen. Auf eine völlige Beseitigung des Rezidivs verzichtet man, weil dies manchmal nur auf Kosten beträchtlicher Nebenwirkungen möglich ist.

Dank der heutigen Therapiemöglichkeiten läßt sich das Wachstum eines Prostatakarzinoms häufig noch für viele Jahre bremsen. Wirkt das eine Medikament nicht mehr, kann ein anderes eingesetzt werden und zur Beschwerdefreiheit führen.

11. Welche Behandlung wird durchgeführt, wenn sich Geschwulstabsiedlungen im Skelett gebildet haben?

Das knöcherne Becken und die Wirbelsäule sind die gefährdetsten Lokalisationen für Absiedlungen des Prostatakarzinoms.

Wenn Frakturgefährdung oder Schmerzen bestehen, so läßt sich durch eine auf die Knochenherde begrenzte Bestrahlung zumeist sehr schnell Schmerzfreiheit und eine bessere Stabilität erzielen. Häufig wird man die Strahlentherapie dann mit einer Bisphosphonat- und einer Hormonbehandlung kombinieren.

Bei Beschwerdefreiheit begnügt man sich häufig mit einer alleinigen Hormontherapie. Ist eine Strahlentherapie nicht mehr möglich und/oder eine Hormontherapie nicht mehr wirksam, so bleibt immer noch die Möglichkeit, durch eine milde Chemotherapie oder durch eine Kortisongabe eine Wachstumsverlangsamung des Tumors zu erzielen. Im Spätstadium kann eine Behandlung mit Radioisotopen (Strontium 89) die Schmerzen häufig noch beseitigen.

Seit einigen Jahren setzt man gerne zusätzlich Substanzen ein, die die Aktivität der knochenauflösenden Zellen bremsen und das

Gleichgewicht von Knochenauflösung und Knochenneubildung
wieder herstellen. Diese neue und hocheffektive Möglichkeit, die
Rate an Knochenkomplikationen zu senken bzw. Knochenkomplikationen zu verhindern, ist die Therapie mit einem neuen Bisphosphonat. In großen Studien konnte gezeigt werden, daß Bisphosphonate durch die Verhinderung der Knochenauflösung zu einer
besseren Schmerzfreiheit und einem geringeren Verbrauch von
Schmerzmitteln führen können. Die Rate der durch die Knochen-
geschwülste verursachten Skelettkomplikationen (z.B. Knochenbrüche) kann dank der Gabe von Bisphosphonaten verringert
werden. Allerdings zeigen sich bei den älteren Bisphosphonaten
(z.B. Clodronat, Pamidronat) wesentlich geringere Effekte als
nach der Gabe der neuen Bisphosphonate (z.B. Zometa®). Kommt
es zu einer Erhöhung des Kalziumspiegels im Blut, so bewirken
Bisphosphonatpräparate eine prompte Senkung des Kalziumspiegels und beseitigen diese für den Patienten sehr bedrohliche Komplikation.
Eine Operation (Osteosynthese) kommt nur in bestimmten Situationen in Betracht, so z.B. wenn die Stabilität – z.B. der Wirbelsäule – gefährdet ist. Drohende oder eingetretene Wirbelsäulen-
frakturen werden durch orthopädische Korsetts oder Liegeschalen
ruhiggestellt und stabilisiert.

12. Woran merke ich, daß die Behandlung der Knochenmetastasen erfolgreich ist?

Abgesehen von der Schmerzlinderung kommt es in den Skeletther-
den bei erfolgreicher Therapie mit der Zeit zu einer Knochenneubildung und der Einlagerung von Kalzium. Dies läßt sich röntgenologisch und szintigraphisch relativ gut nachweisen.

13. *Bei mir ist es zu einer Tumorabsiedlung im Skelett gekommen. Ich habe sehr starke Schmerzen. Strahlen-, Hormon- und Chemotherapie wurden schon eingesetzt, wirken jedoch nicht mehr. Die morphinhaltigen Schmerzmedikamente sind nicht sehr effektiv und haben Nebenwirkungen.*

Schmerzen im Skelett sprechen manchmal auf die einfachen Schmerzmittel der Stufe 1 (periphere Schmerzmittel) besser an als auf Schmerzmittel der Stufe 3 (morphinhaltige Schmerzmittel). Wenn die klassischen Schmerztherapien sowie die Gabe von Bisphosphonaten nicht mehr in Frage kommen, so kann man eine innere Bestrahlung mit Radioisotopen durchführen. Bei dieser »inneren Bestrahlung« injiziert man z.B. Strontium 89 in die Vene. Das Radionuklid reichert sich in den schmerzhaften Skelettabsiedlungen an und entfaltet dort eine hochkonzentrierte, jedoch örtlich begrenzte Wirkung. Diese Behandlung bewirkt häufig eine prompte Schmerzlinderung, die viele Wochen und Monate anhält. Sie ist häufig auch dann noch möglich, wenn eine klassische Strahlenbehandlung aufgrund der Nebenwirkungen nicht mehr durchgeführt werden kann. Auch eine Chemotherapie kann gleichzeitig schmerzlindernd und tumorreduzierend wirken.
Die Schmerzbehandlung des Prostatakarzinoms verlangt besondere onkologische und gleichzeitig schmerztherapeutische Erfahrungen. Sie sollten sich daher von einem schmerztherapeutisch bzw. onkologisch erfahrenen Arzt betreuen lassen.

14. *Mir wurden vom Heilpraktiker eine Frischzellenbehandlung und pflanzliche Präparate gegen die Metastasen empfohlen.*

Tödliche Zwischenfälle sind nach Injektionen von Frischzellen beschrieben worden. Es ist bislang nach einer derartigen Therapie weder eine Wirkung gegen Krebs noch eine prophylaktische Wirkung zur Verhinderung einer Wiedererkrankung wissenschaftlich belegt worden.

Unter den vielen in der Prostatakarzinomtherapie empfohlenen pflanzlichen Präparaten gibt es einige, die nachweisbar eine positive Wirkung auf die Tumorzellen haben (z.B. Spes®). Ihre Wirkungsweise erklärt man hormonell. Nachteilig ist, daß diese Präparate nicht standardisiert sind, also unterschiedliche Mengen von Östrogenen enthalten, die zu beträchtlichen Nebenwirkungen führen können. Besonders gefürchtet sind die Herz-Kreislauf-Komplikationen.

Die nicht nur von Heilpraktikern, sondern auch von Schulmedizinern gerne empfohlenen Kürbiskerne und Blütenpollen wirken ausschließlich bei Prostataadenomen abschwellend und beschwerdelindernd, zeigen aber keinerlei Wirkung auf das Prostatakarzinomwachstum.

Bevor Sie zu solchen alternativen Heilmethoden greifen, sollten Sie die klassischen Möglichkeiten der Metastasentherapie wie Bestrahlung, Chemo- oder Hormontherapie nutzen.

15. Ich kenne mehrere Patienten, die kurz vor dem Tode eine Chemotherapie erhielten und die trotzdem sehr bald danach starben. Die Chemotherapie hat damals die Qual der Patienten verstärkt. Warum wurde sie dennoch eingesetzt?

Es gehört zu den bedauerlichen Tatsachen, daß eine Chemotherapie häufig allzu unkritisch von unerfahrenen Ärzten in hoffnungslosen Situationen eingesetzt wird. Auch sind die Erwartungen an eine Chemotherapie nicht nur von den Patienten, sondern auch von manchen unerfahrenen Medizinern übersteigert. Aus Unwissenheit werden häufig falsche Ziele propagiert.

Leider hat die Deutsche Krebsgesellschaft bislang vergeblich die Forderung erhoben, daß nur onkologisch qualifizierte und erfahrene Ärzte eine Chemotherapie durchführen dürfen.

16. Ein Bekannter von mir erhielt eine Strahlentherapie. Zuvor hatte er Jahre sehr gut und schmerzfrei gelebt. Seit der Strahlentherapie ging es ihm zunehmend schlechter; es traten sehr starke Schmerzen auf.

Hier werden Ursache und Folge verwechselt! Die Strahlentherapie wurde in der Vergangenheit häufig erst sehr spät eingesetzt, nämlich dann, wenn die Krankheit wieder ausgebrochen war und Beschwerden auftraten. Trotz der Therapie kam es dann noch zu einer Verschlimmerung. Dem »Ruf der Strahlentherapie« hat diese Einstellung sehr geschadet. Vieles, was der Strahlentherapie angelastet wurde, war in Wirklichkeit dem fortschreitenden Krankheitszustand zuzuschreiben.

17. Auch wenn die Wirksamkeit vieler in der Laienpresse und von Naturheilkundigen empfohlenen Krebsmittel nicht bewiesen ist, so ist doch auch nicht deren Schädlichkeit belegt. Vielleicht ist eines dieser angepriesenen Mittel doch nützlich und heilsam. Außer Kosten und Enttäuschung kann mir doch nichts passieren, wenn ich all diese angebotenen Alternativen nutze.

Der Erfolg einer solchen »Schrotschußtherapie« ist aus mehreren Gründen fragwürdig. Die scheinbar harmlosen »Biomittel« können nämlich auch für böse Überraschungen gut sein. So weiß man, daß ein und dasselbe Präparat bei einer Dosis das Tumorwachstum hemmen, bei einer anderen Dosis das Tumorwachstum hingegen beschleunigen kann. Leider gibt es eine klare Dosis-Wirkungskurve nur bei sehr wenigen dieser Medikamente. Neben der fraglichen Wirksamkeit dieser Präparate sind also auch die Nebenwirkungen unklar.

18. Ich las kürzlich in einer Illustrierten von einem sensationellen neuen Krebsmittel, das bei einem schon »Totgesagten« zu einer erstaunlichen Besserung führte. Was halten Sie davon? Wo kann ich dieses Mittel erhalten?

Aufgrund langjähriger Erfahrungen habe ich gelernt, gegenüber derartigen, sensationell aufgemachten Illustriertenberichten zurückhaltend zu sein. Solche Berichte erscheinen in mehr oder weniger regelmäßigen Abständen, verwirren die Leser, wecken falsche Hoffnungen und führen nicht selten dazu, daß andere lebenswichtige Therapien verzögert werden. Sie sollten Ihren Arzt nach seiner Meinung fragen oder sich mit dem *Krebsinformationsdienst (KID)* in Verbindung setzen. Die Adresse lautet: Im Neuenheimer Feld 280, 69120 Heidelberg.
Dieser Krebsinformationsdienst für Laien ist kostenlos. Er wird vom Deutschen Krebsforschungszentrum Heidelberg unterhalten und beschäftigt hauptamtlich mehrere Mitarbeiter, die ausschließlich den Rat und Hilfe suchenden Krebspatienten Auskunft geben sollen. Er ist montags bis freitags von 8 bis 20 Uhr unter der Telefonnummer 0 62 21/41 01 21 zu erreichen.

19. Meine Krankenkasse weigert sich, die Kosten für eine als alternativ geltende Tumortherapie zu übernehmen. Kann sie das?

Die Krankenkassen brauchen nicht für Kosten aufzukommen, die durch die Anwendung wissenschaftlich nicht allgemein anerkannter Untersuchungs- und Behandlungsmethoden sowie Arzneimittel entstehen. Andererseits können von der Kasse auch die Kosten von Behandlungsmethoden besonderer Therapieeinrichtungen dann erstattet werden, wenn keine anerkannten schulmedizinischen Behandlungsmethoden existieren oder diese im Einzelfall schon ausgeschöpft, ungeeignet oder unzumutbar sind.

Entscheidend ist, daß Sie vor einer Behandlung einen entsprechenden Antrag auf Übernahme der Kosten stellen. Eine schriftliche Bescheinigung des behandelnden Arztes ist zu empfehlen. Bei einem Ablehnungsbescheid können Sie innerhalb der angegebenen Frist in einem formlosen Brief Widerspruch einlegen und das Hinzuziehen eines Gutachters beantragen.

12 Welche Nachsorgebetreuungen gibt es?

Fragen zu Rehabilitation und Nachsorgekliniken

1. Mein Arzt hat mir empfohlen, möglichst bald im Anschluß an den Klinikaufenthalt in eine Tumornachsorgeklinik zu gehen. Eigentlich würde ich viel lieber nach Hause fahren, wo ich mich sehr gut erholen kann und wo ich auch gut versorgt bin.

Wenn Sie ausschließlich erholungsbedürftig sind, so sollten Sie wirklich nicht in eine Nachsorge- bzw. Rehabilitationsklinik fahren, sondern ein Sanatorium oder eine Kurklinik aufsuchen, selbständig Urlaub machen oder gar zu Hause bleiben. Wenn Sie aber von der Operation noch sehr geschwächt sind, wenn Sie noch große Schwierigkeiten mit der Kontinenz haben, wenn Sie medizinischen oder anderen fachlichen Rat und Hilfe brauchen, wenn Sie sich bezüglich sexueller Fragen informieren wollen, wenn Sie lernen wollen, was Sie selbst für Ihre Gesundung bzw. Gesunderhaltung tun können, wie Sie eventuelle Therapienebenwirkungen verhindern bzw. lindern können, wie Sie sich richtig ernähren sollten, und wenn Sie nicht wissen, wie es beruflich weitergeht, ist ein stationärer oder ambulanter Aufenthalt in einer Tumornachsorge- bzw. Rehabilitationsklinik im Anschluß an den Aufenthalt in der Akutklinik (Anschlußheilbehandlung) besser für Sie.

2. Was geschieht in der Rehaklinik während der Anschlußheilbehandlung? Worin unterscheiden sich ambulante, teilstationäre und stationäre Rehabilitation?

Beim Aufnahmegespräch und bei der ersten ärztlichen Untersuchung wird der Behandlungsplan festgelegt. Je nach individueller Erfordernis gibt es Inkontinenzberatung und -therapie, Beckenbodengymnastik, allgemeine und spezielle Ernährungsberatungen, Krankengymnastik – einzeln oder in der Gruppe –, Massagen, Ergometertraining und ein isokinetisches Übungsprogramm, Elektrotherapien, Ergotherapien, autogenes Training, Einzel- und Gruppengespräche in der psychologischen Abteilung, Anleitungen zur allgemeinen Gesundheitsbildung und spezielle Verhaltensmaßregeln für Prostatakrebspatienten. In den spezialisierten Kliniken können eine fachonkologische Beratung, onkologische Therapien und eventuell auch neue notwendige Tumortherapien parallel zur Rehabilitation durchgeführt werden.

So manche Patienten benötigen seelische Hilfen; viele wissen nicht, wie es beruflich und finanziell weitergehen wird. Sie brauchen Rat. In den entsprechenden Rehakliniken wird in Gruppen- und Einzelberatungen auf die Probleme Prostatakrebserkrankter eingegangen.

Große Unsicherheit besteht häufig auch bei den Angehörigen. An den Gruppenberatungen sollten daher auch Angehörige teilnehmen können. Überhaupt ist es sehr wichtig, daß Angehörige in die Rehabilitation miteinbezogen werden.

Natürlich müssen die Patienten parallel zur Rehabilitation onkologisch betreut werden. Es kommen daher nur Rehabilitationsinstitutionen in Frage, in denen die Ärzte eine entsprechende Fachausbildung haben und Erfahrungen mit der Hormon-, Chemo- und Radiotherapie vorweisen können. Eine enge Zusammenarbeit mit dem Tumorzentrum und den Akutkliniken ist unabdingbar.

Die Betroffenen müssen übrigens den Rehaaufenthalt nicht sofort im Anschluß an die Entlassung antreten, sondern können durchaus vorher noch für einige Tage – bis zu maximal zwei Wochen – nach Hause fahren, um dringende Angelegenheiten zu erledigen. Die stationäre Anschlußheilbehandlung sollte allerdings spätestens zwei Wochen nach der Entlassung beginnen.

Die Rehabilitation kann theoretisch stationär/teilstationär oder ambulant durchgeführt werden.

Ambulante Rehaeinrichtungen, in denen am gleichen Ort und in kompetenter Form medizinische, physiotherapeutische, psychische, ernährungstherapeutische, soziale, berufliche und andere wichtige Rehaangebote vorgehalten werden, gibt es nur sehr wenige (Stand 2003). Praktisch ist eine *ambulante Rehabilitation* – wenn überhaupt – nur in Teilbereichen, also z. b. für Physiotherapie, nicht jedoch ganzheitlich möglich. Die vorrangig auf orthopädische Behinderungen ausgerichtete ambulante »EAP« (erweiterte ambulante Physiotherapie) ist für Prostatakrebspatienten ungeeignet. Hiervon möchte ich abraten, da in diesen Zentren nichts anderes als Krafttraining und körperliche Fitneß geboten wird.

Während eines *stationären Aufenthalts* in einer spezialisierten Rehaklinik werden zweifellos die besten und umfassendsten Rehabilitationsmöglichkeiten geboten. Hier gibt es speziell geschultes Personal, das aus Erfahrungen heraus die Probleme von Prostatakrebspatienten kennt. Hier können die Betroffenen ihre Erfahrungen untereinander austauschen und werden rund um die Uhr betreut. Der stationäre Aufenthalt kann drei Wochen, aber – falls medizinisch erforderlich – auch vier Wochen und länger dauern.

Bei der *teilstationären und ambulanten Rehabilitation* suchen die Patienten das fachonkologisch spezialisierte Rehazentrum nur während der Therapiezeiten auf, also von morgens bis nachmittags. Die Abende sowie die Wochenenden verbringen sie in der gewohnten häuslichen Umgebung. Die »teilstationären« Patienten erhalten das gleiche Therapieangebot wie die stationär betreuten Patienten. Leider wird eine solche ambulante/teilstationäre Rehabilitation nur in einigen Ballungsgebieten angeboten. Für Patienten, die in der Nähe einer solchen Rehainstitution wohnen, ist dies sicherlich ein sehr attraktives Angebot. Leider ist es nur in wenigen Regionen möglich.

3. Kann ich auch später, d.h. nach längerer Zeit zu Hause, die Möglichkeit einer stationären Rehabilitationsmaßnahme in Anspruch nehmen?

Ja, allerdings ist dies organisatorisch schwieriger und für Sie auch finanziell mit größeren Belastungen verbunden, da Sie Zuzahlungen leisten müssen.

Bei einer späteren Rehabilitation (Kur, Heilbehandlung) muß der Hausarzt den Antrag bei dem Kostenträger stellen. Die Bearbeitung kann längere Zeit in Anspruch nehmen. Nicht Ihr Arzt bzw. Sie bestimmen Ort und Zeitpunkt – wie bei der Anschlußheilbehandlung –, sondern die Versicherung bzw. der Rentenversicherungsträger entscheidet hierüber. Leider verfügen manche Versicherungen und Behörden manchmal nicht über die notwendige Sachkenntnis und das Verständnis für die speziellen Rehabilitationsprobleme von Prostatakrebspatienten.

4. Werden in den Krebsnachsorge- und Rehabilitationskliniken nur Krebspatienten betreut? Wird »nur« der Krebs behandelt?

Es ist in keiner Weise so, daß die Behandlungskonzepte von Tumornachsorgekliniken ausschließlich krebsorientiert sind. Zwar können in den meisten Kliniken alle Chemo-, Hormon- und Immuntherapien durchgeführt werden, jedoch hat ein Großteil der angebotenen »Maßnahmen« die allgemeine körperliche und seelische Kräftigung zum Ziel. Dazu gehören Sport, Musik, Wandern,

kulturelle Angebote und geselliges Beisammensein genauso wie
Krankengymnastik, Massagen, Bäder, kunsttherapeutisches Ma-
len und Plastizieren.
Erkennbar ist die Vielfalt der Rehabilitationsangebote an der per-
sonellen Zusammensetzung des Rehateams (Abbildung 12.1). Im
übrigen werden in vielen Kliniken (Mischkliniken) neben Krebspatienten auch Patienten mit anderen Erkrankungen bzw. Behinderungen betreut. Wichtig ist jedoch, daß in solchen Mischkliniken der personelle, apparative und konzeptionelle Schwerpunkt
eindeutig in der Krebsnachsorge – und nicht etwa auf der Behandlung von anderen Krankheiten – liegt. Ansonsten ist von solchen
Mischkliniken abzuraten.

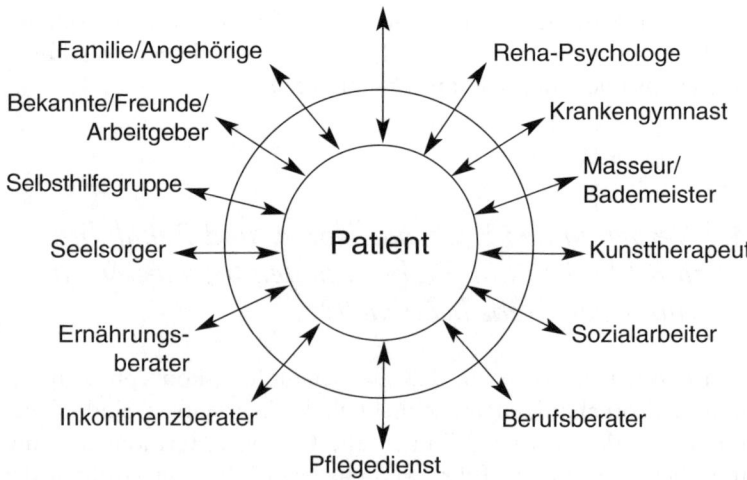

Abbildung 12.1: Das Rehateam

5. Ich möchte einmal nichts mehr von Ärzten und Krankheiten und erst recht nichts von Krebs hören! In diesen Tumornachsorgekliniken treffe ich doch nur Krebspatienten, deren Hauptgesprächsthema der Krebs sein wird.

Natürlich läßt es sich nicht vermeiden, daß Sie auch mit anderen Mitbetroffenen zusammenkommen und über ihre »Erkrankung und Probleme« sprechen. Dieser Gedanken- und Erfahrungsaustausch ist im übrigen eines der Ziele in der onkologischen Rehabilitation. Nicht nur, daß Gleichbetroffene Ihnen viel glaubwürdiger und besser Erfahrungen vermitteln können, sondern darüber hinaus sollen Sie auch Ihre Erkrankung akzeptieren und lernen, darüber zu sprechen.

6. Wie lange dauert eine stationäre Rehabilitationsmaßnahme?

Sie dauert mindestens drei Wochen. Sie kann jedoch aus medizinischen Gründen um ein bis drei, ja in Sonderfällen sogar um mehrere Wochen verlängert werden.
Die Möglichkeit einer Verlängerung wird besonders gerne von Patienten in der Anschlußheilbehandlung (AHB) genutzt.

*7. Mein Arzt hat mir dringend zu einer Rehabili-
tation geraten. Aus vielerlei Gründen kann ich
jedoch nicht von zu Hause weg. Gibt es die
Möglichkeit einer Rehabilitation, ohne in der
Rehabilitationsklinik übernachten und die
Wochenenden verbringen zu müssen?*

Dies ist bislang sehr schwierig gewesen. Seit kurzem bieten jedoch
die Rehabilitationsträger modellartig teilstationäre Rehabilitationsmaßnahmen an. Patienten, die nicht weiter als 30 bis 45 Minuten Fahrzeit von einer onkologischen Rehaklinik entfernt wohnen, können hier auch ambulant rehabilitativ betreut werden.
Diese Rehabilitationsmaßnahmen werden teilstationäre Rehabilitation genannt.
Erkundigen Sie sich bei der Kasse oder der Rentenversicherung,
ob eine derartige teilstationäre Rehabilitationsmaßnahme in Ihrer
Umgebung möglich ist!

*8. Mein Arzt empfahl mir dringend einen Aufent-
halt in einer Krebsrehabilitationsklinik. Ich habe
mich bislang jedoch niemals von meiner Ehefrau
getrennt. Kann sie mich begleiten?*

Ein gemeinsamer Aufenthalt beider Ehepartner kann ermöglicht
und organisiert werden. Der Einbezug von Angehörigen ist von
modernen Rehabilitationsmedizinern sogar gewünscht. In den
meisten Kliniken können Ehe-/Lebenspartner zum Selbstkosten-
preis mitaufgenommen werden. Nicht nur bei Fragen der Ernährung kann die Begleitung und der Einbezug von Angehörigen in
die Reha sehr vorteilhaft sein.

9. Welche Kosten entstehen für den Patienten in der Rehaklinik?

Ähnlich wie bei einem Akutkrankenhausaufenthalt sind Zuzahlungen zu leisten, deren Höhe von Jahr zu Jahr variiert. Es gibt jedoch zahlreiche Härtefälle (Sozialklausel) (siehe Kapitel 15), um eine Befreiung oder Verminderung der Zuzahlungen zu erreichen. Patienten in einer Anschlußheilbehandlung (AHB) brauchen in der Regel keine Zuzahlungen zu leisten, da die Zuzahlungen nur für längstens 14 Tage innerhalb eines Jahres geleistet werden müssen und dieser Betrag meist bei dem vorausgehenden stationären Aufenthalt in der Akutklinik schon entrichtet wurde. Wenn nicht, so sind Zuzahlungen zu entrichten.

Für die teilstationäre Rehabilitation brauchen keine Zuzahlungen entrichtet zu werden, wenn diese auf Kosten der Rentenversicherer durchgeführt wird (Stand 2002).

Die Höhe der Zuzahlung für die stationären Heilverfahren (auch Nach- oder Festigungskur genannt) hängt vom Kostenträger und vom monatlichen Nettoeinkommen ab. Im Jahr 2002 betrugen die Zuzahlungen € 9,– pro Behandlungstag.

Von den Fahrtkosten übernimmt die Kasse je Fahrt den Betrag, der € 13,– übersteigt (Stand 2002).

Die wirtschaftliche Versorgung des Versicherten und seiner Familie während der Rehabilitationsmaßnahme kann durch die Gewährung von Übergangsgeld (bei Leistungen durch die Krankenkasse) erfolgen. Einen Anspruch haben diejenigen, für die durch die Maßnahmen ein finanzieller Ausfall entsteht. Arbeitnehmer erhalten von ihrem Arbeitgeber für die Dauer der Nachbehandlung mindestens sechs Wochen lang Lohnfortzahlung.

10. Welches sind die Voraussetzungen für die Bewilligung eines stationären Heilverfahrens (identisch mit stationärer Rehabilitation)?

Voraussetzung hierfür ist die Erwartung, daß durch die stationäre Rehabilitationsmaßnahme eine Besserung im medizinischen, psychischen, sozialen und/oder im beruflichen Bereich eintritt. Benötigt wird eine ärztlich bescheinigte Rehabilitationsfähigkeit. Gemäß den Richtlinien der Arbeitsgemeinschaft für Rehabilitation in Nordrhein-Westfalen muß eine ausreichende Belastbarkeit bestehen, um an der Rehabilitation mitzuwirken. Es muß eine alleinige Reisefähigkeit mit öffentlichen Verkehrsmitteln zur Rehabilitationsklinik vorhanden sein. Eine Rehabilitationsfähigkeit besteht dann, wenn Probleme vorliegen und eine Besserung zu erwarten ist und wenn der Betroffene bereit ist, an seiner Genesung mitzuarbeiten. Die Motivation gehört also mit zu den Grundvoraussetzungen der Rehabilitation.

Eine Pflegebedürftigkeit, eine während des Aufenthalts zu erwartende Verschlechterung des Krankheitsbildes oder eine mangelnde Bereitschaft zur Rehabilitation schließen die Erfolgswahrscheinlichkeit eines stationären Heilverfahrens aus. Diese Patienten gehören nicht in die Rehabilitation.

Notwendig ist, daß der Betroffene weiß, daß er eine bösartige Erkrankung hat. Unaufgeklärte Patienten können nicht rehabilitiert werden!

Das erste Heilverfahren, das möglichst bald im Anschluß an den Krankenhausaufenthalt stattfinden sollte, ist das wichtigste Heilverfahren. Es wird auch Anschlußheilbehandlung genannt (AHB): Es darf nur in einer für eine AHB anerkannten Rehaklinik durchgeführt werden, die – entsprechend den Bedingungen der BfA – nicht weiter als 100 km vom Wohnort des Betroffenen entfernt liegt. Dies ist bei späteren Heilverfahren (auch Kuren genannt) keine Bedingung mehr.

11. Was muß ich tun, um eine stationäre Rehabilitation zu beantragen?

Wenn Sie schon zu Hause sind, so stellt der Hausarzt den Antrag auf eine stationäre Krebsnachsorge-Heilbehandlung. Er wendet sich hierzu an die zuständige gesetzliche Krankenkasse oder die jeweilige Rentenversicherung (BfA bzw. LVA). In Nordrhein-Westfalen sollte er den Antrag bei der Arbeitsgemeinschaft für Krebsbekämpfung stellen (siehe Kapitel»Adressen«). Diese entscheiden dann, ob, wann und wo das stationäre Heilverfahren (Kur) durchgeführt wird.

Befinden Sie sich noch in der Klinik oder in einer ambulanten Strahlen- oder Chemotherapie und soll möglichst bald ein Heilverfahren (AHB) erfolgen, so entscheidet der Arzt in Absprache mit einer AHB-Klinik seiner Wahl, wann und wo der Aufenthalt erfolgen soll. Er bzw. der Sozialdienst des Krankenhauses telefoniert mit der AHB-Klinik, bespricht mit den dortigen Ärzten die bei Ihnen vorliegende Problematik und vereinbart einen Aufnahmetermin. Die AHB-Klinik wiederum verpflichtet sich zu einer Aufnahme spätestens 14 Tage nach der Entlassung aus der Klinik. Sie überprüft auch, ob die rechtlichen Voraussetzungen vorliegen.

12. Wo kann ich eine Adressenliste der Tumornachsorgekliniken erhalten?

Grundsätzlich entscheiden die Leistungsträger und Finanziers der Rehabilitation (Rentenversicherungen, Krankenkassen bzw. Arbeitsgemeinschaft für Krebsbekämpfung in Nordrhein-Westfalen) darüber, welche Nachsorgeklinik die für Sie geeignetste ist. Häufig wird allerdings dann Ihren Wünschen stattgegeben, wenn diese begründet sind.

Zumeist hat Ihr Arzt oder zumindest der Sozialarbeiter eine Adressenliste von AHB- und Tumornachsorgekliniken. Wenn

nicht, so ist eine derartige Adressenliste bei der Arbeitsgemeinschaft für Krebsbekämpfung in Nordrhein-Westfalen (Universi-
tätsstraße 140, 44799 Bochum), über die BfA (Postfach, 10704
Berlin) oder über die für Sie zuständige LVA zu erhalten.
Die Nachsorgekliniken sind über ganz Deutschland verstreut. Sie
sollten sich bei der Wahl immer die Frage stellen, welche der zahlreichen Kliniken Ihren Rehabilitationsproblemen am ehesten gerecht wird. Es gibt auf der einen Seite Kliniken, die eher erho-
lungsorientiert aufgebaut sind, in denen jedoch ein geringeres spe-
zifisches medizinisch-onkologisches, psychisches, soziales oder
berufliches Rehabilitations-Know-how angeboten wird. Auf der
anderen Seite gibt es hochspezialisierte onkologische Rehabilita-
tionskliniken, die auf Ihre medizinisch-onkologischen, psychischen, sozialen oder gar beruflichen Probleme bestens eingehen
können. Auf keinen Fall sollten Sie in der »Nachkur« nur die
Möglichkeit einer weitgehend kostenfreien Erholung bzw. eines
Urlaubs (Kurlaub) sehen!

13. Wer kommt als Kostenträger der für eine Rehabilitation notwendigen Maßnahmen in Frage?

Leistungsträger der Rehabilitation sind die Rentenversicherungen
(BfA, LVA), die Knappschaft, die Bundesanstalt für Arbeit und seit
1974 auch die gesetzlichen Krankenkassen. Bei Beamten kann die
medizinische Rehabilitation durch die Beihilfe finanziert werden.
Privatkrankenkassen tun sich manchmal schwer, die Kosten zu
übernehmen.
Falls keine dieser genannten Institutionen sich finanziell für zuständig erklärt, kommt als Auffangträger auch das Sozialamt in
Frage. Eine Besonderheit für Krebskranke ist, daß die Rentenversicherungsträger sich ebenfalls an den Unkosten der Rehabilitation jener Patienten beteiligen, die nicht mehr im Erwerbsleben

stehen. Obwohl dies gesetzlich eine »Kann-Bestimmung« ist, finanzieren die Rentenversicherungen derzeitig die überwiegende Anzahl der Rehabilitationsmaßnahmen für krebskranke Rentner.

14. Ich bin mit der Behandlung durch meinen Arzt unzufrieden.

Sie sollten deutlich Ihre Kritik äußern und unter Umständen auch von Ihrem Recht Gebrauch machen, einen anderen Hausarzt zu suchen. Alle Krankenkassenmitglieder können frei unter den niedergelassenen Ärzten wählen. Wenn in einem Quartal ein Arzt in Anspruch genommen wurde, kann man theoretisch nicht mehr zu einem anderen mit der gleichen Fachrichtung wechseln. Häufig gibt es jedoch keine Probleme mit den Kassen, entschließt man sich trotzdem zu diesem Schritt.

Ist ein Arzt nicht zur kassenärztlichen Versorgung zugelassen, müssen die Behandlungskosten vollständig vom Patienten getragen werden.

Als freiwilliges Mitglied einer Ersatzkasse mit Einkommen oberhalb der Pflichtversicherungsgrenze können Sie Ihren Arzt wie ein Privatpatient in Anspruch nehmen. Von der Kasse werden in der Regel aber nur die Honorare vergütet, die bei einer Behandlung mit Krankenschein fällig geworden wären. Andere Krankenkassen haben sich diesem Vorgehen bereits angeschlossen.

13 Welche Probleme können bei Reisen, in der Freizeit oder beim Sport auftreten?

Empfehlungen für die Ferien- und Freizeitgestaltung

1. Darf ich in die Sonne gehen? Ich habe gehört, daß Sauerstoff und Sonne sich negativ auf das Tumorwachstum auswirken können?

Dies sind völlig falsche Vorstellungen, die man früher sehr häufig hörte. Sie entbehren jeglicher wissenschaftlicher Grundlage.
Allerdings leiden nicht nur die Haut und der Kreislauf, sondern auch das Immunsystem unter starker Sonneneinwirkung. Daher Vorsicht vor dem »Teutonengrill«! Frische Luft und gutes Wetter wirken sich mit Sicherheit nicht negativ aus, ja, sie sind für die natürliche Körperabwehr sehr förderlich.

2. Ich erhalte eine Hormonbehandlung (mit LH-RH-Analoga). Gerne würde ich den Winter wieder auf Teneriffa verbringen. Ist das möglich?

Bei komplikationsloser Wundheilung, bei Beschwerdefreiheit und ungestörtem Urinabgang können Sie praktisch überall dorthin fahren, wohin Sie wollen. Auf Teneriffa, Mallorca usw. gibt es ebenfalls Ärzte, die sich mit den Problemen des Prostatakarzinoms auskennen. Wenn der Harnabgang beeinträchtigt ist, besonders wenn der Harnstrahl abgeschwächt ist und Restharnbildung besteht, würde ich allerdings abraten.

3. Von welchen Sportarten ist abzuraten? Welche Sportarten empfehlen Sie?

Bei komplikationsloser Wundheilung und wenn kein Skelettbefall vorliegt und der Harnabgang ungestört ist, gibt es – mit Ausnahme von Hochleistungssport – praktisch keine Einschränkungen. Alles, was Ihnen Freude bereitet und Sie sich körperlich zutrauen, sollten Sie auch machen. Körperliche Bewegung ist auf jeden Fall gut. Es gilt als gesichert, daß eine gemäßigte sportliche Betätigung zu einer Verbesserung der Immunabwehr führt. Die Mehrzahl der Untersuchungen weist einen günstigen Einfluß von körperlicher Aktivität nach.

4. Ich habe Skelettmetastasen. Da muß ich doch sicher sehr aufpassen. Früher habe ich sehr gerne Golf gespielt; wird das wieder möglich sein?

Es ist ein weitverbreiteter Irrtum zu glauben, daß man bei Skelettmetastasen körperliche Belastungen meiden sollte. Das Gegenteil kann der Fall sein. Entscheidend ist die Größe und vor allem die Lokalisation der Metastasen.

Häufig sind die Skelettmetastasen an Stellen lokalisiert, wo nur eine geringe Bruchgefahr besteht. Sie können sich dann durchaus körperlich belasten; ja, Sie sollten sich sogar körperlich belasten, damit Sie nicht zusätzlich unter einer Knochenentkalkung leiden. Ganz abgesehen davon brauchen Ihr Herz und Ihr Kreislauf körperliche Belastungen. »Wer rastet, der rostet.« Ist allerdings die Wirbelsäule befallen, so sollten Sie abrupte Ruckbelastungen vermeiden. Hierzu kann durchaus auch das Schlagen von Golfbällen gehören. Beim Becken-, Schädel- oder Rippenbefall hingegen ist nichts gegen Golfspielen einzuwenden.

5. Kann ich in die Sauna gehen?

Dagegen ist grundsätzlich nichts einzuwenden. Saunen fördert nicht nur das Wohlbefinden, sondern kann auch die Widerstandskraft stärken und so die Infektionsgefahr mindern.

Kontraindikationen sind allerdings eine Herzschwäche sowie Störungen der Herzkranzgefäße und schwer einstellbarer Bluthochdruck. Hochdruckkranke sollten sich nur mit Wasserschlauch oder Dusche abkühlen und auf das Tauchbad verzichten. Bei Blutmangel (Anämie) ist vom Saunen abzuraten!

Auch sollte man bei akuten Atemwegsinfekten sowie bei Lungenmetastasen und Absiedlungen in der Leber auf das Saunen verzichten. Da bei dem anschließenden Kaltwasserbad schockartig extrem hohe Blutdruckwerte erreicht werden, ist diese Art der Abkühlung bei Patienten mit schlecht einstellbarem Bluthochdruck kontraindiziert.

6. Darf ich radfahren?

Warum nicht. Dies ist sogar eine sehr positiv zu bewertende körperliche Tätigkeit, bei der die Immunabwehr gefördert wird, das Herz-Kreislauf-System gestärkt, die Knochenstabilität gefördert und die Muskulatur trainiert wird. Bewegungsarmut verstärkt den Knochenabbau, zu dem antihormonell behandelte Prostatakrebspatienten neigen. Natürlich ist Vorsicht bei Knochenmetastasen geboten. Viele Operateure raten radikal Operierten allerdings vom Radfahren in den ersten sechs Monaten nach der Operation ab. Es ist nämlich nach wie vor nicht sicher, ob es bei ihnen durch das Radfahren nicht zu einer lokalen Durchblutungsstörung mit einer Verengung der Harnröhre kommen könnte.

7. Darf ich schwimmen?

Ja. Schwimmen ist eine beliebte Sportart, die besonders bei älteren Menschen zur Gesunderhaltung beiträgt. Voraussetzung ist allerdings, daß das Wasser nicht zu warm ist (nicht wärmer als 29 Grad), daß keine Herzrhythmusstörungen und kein Bluthochdruck vorliegen. Bei Durchblutungsstörungen der Herzkranzgefäße kann es bei plötzlichem Kältereiz zu einem Angina-Pectoris-Anfall kommen.

Bei Inkontinenz sollten Sie verzichten! Bei Tumorbefall der Wirbelsäule ist nur Rückenschwimmen gestattet!

Schwimmen fördert die Gesundung, stärkt die Abwehrkraft, verbessert die Durchblutung, fördert die Beweglichkeit und wirkt so einer Knochenentkalkung entgegen.

8. Ich habe Lungenmetastasen. Meinen Sie, daß ich meine Tochter in den USA noch einmal besuchen und den Transatlantikflug überstehen kann?

Die Flugtauglichkeit ist dann in Frage zu stellen, wenn multiple Lungenherde vorliegen und die Lungenfunktion beeinträchtigt ist; auch bei Wirbelsäulenmetastasen würde ich genauso wie bei Inkontinenz von Fall zu Fall entscheiden wollen, ob ein derartig langer Flug risikolos unternommen werden kann. Bei vielstündiger Reise in vorwiegend sitzender Position besteht ein besonderes Thromboserisiko, wozu Prostatakrebskranke neigen. Empfohlen werden Maßnahmen zur Thromboseprophylaxe: Bewegungsübungen, Flüssigkeitszufuhr (kein Alkohol), keine Beruhigungsmittel, eventuell Waden- oder Kompressionsstrümpfe, eventuell Injektion eines niedermolekularen Heparins nach Rücksprache mit dem Arzt.

9. Ich habe Lebermetastasen. Bestehen irgendwelche Einwände dagegen, daß ich nach Venedig zu den Festspielen fahre?

Solange die Leberfunktion nicht wesentlich beeinflußt ist und Sie sich wohl fühlen, sehe ich keinen Hinderungsgrund. Der Mensch kommt praktisch mit 10 bis 20% des Lebergewebes aus.

10. Meine Lendenwirbelsäule ist tumorbefallen. Darf ich mich überhaupt noch bücken?

Gewichte von mehr als 5 kg sollten Sie nicht heben. Wenn Sie etwas vom Boden aufheben, so sollten Sie sich nicht bücken, sondern in die Knie gehen. Die Wirbelsäule wird hierdurch weniger belastet. Ruckartige Bewegungen und Belastungen sollten Sie auf jeden Fall meiden!

11. Ich bin meinen abendlichen Schoppen gewohnt. Kann ich Rotwein trinken.

Gegen ein oder auch zwei Gläser Wein oder Bier ist nichts einzuwenden. Von hochprozentigen Alkoholika würde ich hingegen ebenso abraten wie von größeren Mengen Alkohol.

12. Urlaub ist für mich ein Fremdwort; Urlaube konnte ich mir schon früher kaum leisten und jetzt im Alter erst recht nicht.

Viele ältere Menschen, vor allem Frauen, können sich aus eigenen Mitteln keinen Urlaub leisten. Sie können jedoch Zuschüsse erhalten. Mit Landes- oder kommunalen Mitteln werden zum Beispiel Erholungsaufenthalte von Wohlfahrtsverbänden gefördert. Es gibt Zuschüsse für Urlaube von 14 bis 21 Tagen. Fragen Sie bei Ihrem Sozialamt oder bei den Wohlfahrtsverbänden nach.

13. Ist während des Krankengeldbezuges ein Urlaub im In- oder Ausland möglich?

Auch während des Krankengeldbezuges ist ein Urlaub möglich. Die Zustimmung der Krankenkasse ist nur dann einzuholen, wenn er im Ausland verbracht werden soll.
Die Krankenkasse gibt nur dann ihre Zustimmung, wenn der Urlaub vom behandelnden Arzt befürwortet wird, also eine Verschlechterung des Krankheitszustandes nicht zu erwarten ist.

14. Wie ist der Versicherungsschutz bei einer Urlaubsreise ins Ausland?

Für Mitglieder der gesetzlichen Krankenkassen besteht in den EG-Ländern und Staaten, mit denen die Bundesrepublik Deutschland ein Sozialversicherungsabkommen abgeschlossen hat, ein Versicherungsschutz. Dieser ist unabhängig davon, ob es sich um eine akute oder chronische Krankheit handelt. Die anfallenden Krankheitskosten werden also von den Krankenkassen bei Vorlage der Rechnung zurückerstattet. Im übrigen Ausland besteht kein Versi-

cherungsschutz. Eine Kostenerstattung, etwa einer Arztrechnung
aus dem Urlaub in diesen Ländern, ist also nicht möglich. Eine
Ausnahme besteht dann, wenn Sie privat eine entsprechende Aus-
landsversicherung abgeschlossen haben!
Vor Antritt der Reise sollten Sie sich eine sogenannte Anspruchsbescheinigung für das betreffende Land besorgen. Trotz dieser Anspruchsbescheinigung kann es vorkommen, daß nicht alle Kosten
voll abgedeckt werden. Dies liegt daran, daß der Umfang der Leistungen in den verschiedenen Ländern unterschiedlichen Regelungen und Bewertungen unterworfen ist. So ist z.B. in einigen Ländern eine Selbstbeteiligung üblich, die der deutsche Patient auch
zu übernehmen hat. Auch erkennen viele Ärzte in Tourismuszen-
tren häufig die Anspruchsbescheinigung nicht ohne vorherige Bar-
zahlung an. Auch hier richtet sich der Versicherungsschutz nach
den Rechtsvorschriften des Gastlandes, d.h., daß nur die dort gel-
tenden Sätze nach Vorlage der Rechnung bei der Krankenkasse zu
Hause erstattet werden. Auch dürfen die gesetzlichen Krankenver-
sicherungen nicht die Kosten eines eventuell medizinisch notwendigen Rücktransportes übernehmen.
Grundsätzlich sollten Sie sicherheitshalber eine private Auslands-
reise-Krankenversicherung abschließen. Diese ist in der Regel
nicht teuer.

14 Wie verhalte ich mich in meiner Umgebung?

Fragen zu Familie, Umfeld und Selbsthilfegruppen

1. Wie soll ich mich meiner Ehefrau gegenüber verhalten?

In schwierigen Situationen braucht fast jeder Beratung und Unterstützung. Optimal ist, wenn Sie Verständnis und Unterstützung bei Ihren Angehörigen finden.
Sie sollten offen mit Ihrer Frau über Ihre Probleme und Ängste sprechen und sie nicht verheimlichen. Allein durch das Aussprechen wird schon vieles leichter! An einem Prostatakarzinom erkrankt zu sein ist weder ein Makel noch ansteckend. Erfahrungsgemäß sind Ängste und Probleme wesentlich leichter zu beherrschen, wenn man diese offen äußert. Die meisten Männer haben Angst, von sich aus über Sexualität und ihre diesbezüglichen Befürchtungen zu reden, unausgesprochene und andauernde Probleme können jedoch dann zu einem seelischen Tief führen, in dem sich auch ansonsten starke und aktive Männer mut- und hoffnungslos fühlen.
Frauen haben es erfahrungsgemäß oft leichter, über emotionale Themen zu sprechen. Es gibt viele Beispiele dafür, daß Beziehungen gerade durch schwere Krankheiten und schwierige Situationen intensiviert und vertieft worden sind.

Machen Sie andererseits Ihre Krankheit nicht zum Dauerge-
sprächsthema! Denken Sie immer daran, daß auch »gesunde«
Menschen Probleme haben.
In den ersten Wochen nach der Operation werden Sie möglicher-
weise mehr als sonst von der Rücksichtsnahme und der Hilfe Ihrer
Umgebung abhängig sein. Lassen Sie sich helfen! Erwarten Sie je-
doch nicht, daß die anderen Ihnen alles abnehmen und Ihnen Ihre
Wünsche von den Lippen ablesen werden. Sie müssen selbst aktiv
werden. Sie sollten sich nicht zu sehr in Abhängigkeit begeben.
Flüchten Sie sich auf keinen Fall in die Isolation, sondern suchen
Sie vielmehr den Kontakt zu Ihren Familienangehörigen, Freunden und Bekannten! Lassen Sie sich nicht aufs Abstellgleis schie-
ben, weder im privaten noch im beruflichen Bereich.
Die wenigsten Menschen in Ihrer Umgebung sehen Ihnen an, daß
Sie Krebs haben. Auch sind die heutigen Versorgungsmöglichkeiten so gut, daß die wenigsten Menschen von einer eventuellen Inkontinenz etwas merken.

2. Wie verhalte ich mich in der Öffentlichkeit? Was würden wohl meine Bekannten sagen, wenn sie hören, daß ich Krebs habe oder inkontinent bin?

Ob Sie ihnen mitteilen, daß Sie Krebs haben, müssen Sie individuell von Person zu Person entscheiden. Kaum jemand in Ihrer Umgebung sieht Ihnen an, daß Sie an Krebs erkrankt sind (bzw. gewesen sind). Hinzu kommt die erfreuliche Tatsache, daß heute die
Prostatakrebserkrankung kein Todesurteil mehr ist, sondern zunehmend als eine behandelbare Krankheit angesehen wird. Mit
der Inkontinenz ist das leider wesentlich schlimmer, obwohl die
Aufklärungsarbeit in der Öffentlichkeit auch hier zu wirken beginnt. Die Vorurteile stammen häufig aus einer Zeit, in der es
noch keine so guten Versorgungsmöglichkeiten wie heute gab.

Bei einigen »Gesunden« findet eine Überreaktion statt. Diese kann von einer Isolierung bis zu überschießenden Mitleidsbezeugungen und aufgedrängter Fürsorge reichen. Beide Verhaltensweisen sind falsch und sollten von Ihnen nicht akzeptiert werden. Lassen Sie sich nicht davon anstecken, sondern gehen Sie Ihren Weg.

3. Sie sagen immer wieder: Nicht aufgeben, nicht den Mut verlieren, gegen die Krankheit ankämpfen, die Probleme beherrschen und sich nicht beherrschen lassen! Kann ich dies allein überhaupt schaffen?

Für einen Alleinstehenden ist dies besonders schwer; die Gefahr der Resignation und Isolation ist besonders groß. Dieser Gefahr müssen Sie aus dem Wege gehen. Sie müssen die schützende Gemeinschaft der Familie, des Freundeskreises suchen, damit diese Sie u.a. vor dem Grübeln bewahrt.

In einigen Regionen haben sich Prostatakarzinomerkrankte zu Selbsthilfegruppen zusammengeschlossen, um sich gegenseitig zu helfen. Eine Adressenliste der Selbsthilfegruppen für Krebspatienten bzw. für Inkontinente können Sie bei der Deutschen Krebshilfe oder beim Krebsinformationsdienst anfordern (Adressen siehe Kapitel »Adressen«). Manche Krebskranke und Inkontinente berichten, daß sie erst in einer derartigen Selbsthilfegruppe wieder die Kraft fanden, weiterzuleben und ihr Schicksal zu meistern.

4. *Das Schlimmste für mich sind die »Warte-
   zimmergespräche«. Hier kursieren manchmal
   »Schauergeschichten«, die sich an Schrecklich-
   keit zu überbieten suchen.*

Sie werden nicht nur dort die unterschiedlichsten Erfahrungen
und die verschiedensten Ratschläge erhalten. Einige von ihnen
mögen sinnvoll sein, andere sind unsinnig und gefährlich. Viele
beruhen auf persönlichen Erfahrungen oder Erlebnissen aus dem
Bekanntenkreis. Sie sollten auf keinen Fall in solchen Gesprächen
die Hauptquelle Ihrer Informationen sehen und im Zweifelsfall
immer das Gespräch mit dem Arzt Ihres Vertrauens suchen.

5. *Mit wem kann ich über meine Probleme reden?
   Der Arzt hat immer so wenig Zeit.*

Auch wenn sich die Ärzte der Notwendigkeit eines ausführlichen
Gesprächs mit Tumorpatienten bewußt sind, so haben sie doch
häufig nicht ausreichend Zeit hierfür.
Sie sollten und können mit jedem über Ihre Probleme reden, der
Ihnen ernsthaft zuhört und auf Sie eingeht. Das können Familien-
mitglieder, Verwandte, Freunde, Nachbarn, Ihr Pfarrer etc. sein;
grundsätzlich jeder, zu dem Sie Vertrauen haben!

6. *Man hört heute soviel von den Selbsthilfegruppen,*
in denen die Betroffenen sich gegenseitig Tips
geben und helfen sollen. Was ist der Sinn der
Selbsthilfegruppen? Gibt es derartiges auch für
Prostatakrebserkrankte? Können Sie mir
Adressen nennen?

Die Selbsthilfe geht davon aus, daß Gemeinsamkeit stärker macht. Durch diese Gemeinsamkeit soll das Selbstwertgefühl der Patienten gestärkt werden; die Patienten sollen eine aktive Haltung zu sich, ihrer Erkrankung und der Umwelt einnehmen. Die Mitglieder einer Selbsthilfegruppe kennen die mit der Krebserkrankung bzw. der Therapie einhergehenden Probleme aus eigenem Erleben. Es gelingt ihnen daher häufig besser, Mitbetroffenen bei körperlichen, seelischen und sozialen Problemen beizustehen. Die krankheitsbedingte Isolation kann so leichter überwunden und mit wiedergewonnenem Selbstwertgefühl der Weg in ein normales Leben gebahnt werden.

Bei der Mehrzahl der Gruppen finden neben Krankenhausbesuchen, Einzelgesprächen und telefonischer Beratung regelmäßige Gruppentreffen statt. Zu hören und zu erfahren, wie andere mit den Folgen der Krebserkrankung bzw. den Therapiefolgestörungen zurechtkommen, kann sehr hilfreich sein. »Miteinander trägt man besser und leichter« ist der Leitspruch vieler Selbsthilfegruppen.

Die Gestaltung dieser Treffen reicht vom Erfahrungsaustausch hinsichtlich Behandlungsart, Folgen und persönlicher Verarbeitung über Freizeitgestaltung, z.B. gemeinsame Besuche kultureller Veranstaltungen, bis hin zu medizinischen oder allgemeinbildenden Vorträgen. Es versteht sich von selbst, daß ein reger Erfahrungsaustausch über sozialrechtliche Probleme, Kuren, Prophylaxe etc. stattfindet. Gelegentlich werden auch Ausflüge unternommen. Die Adressen können Sie über den Sozialarbeiter der Rehabilitationsklinik oder über den Krebsinformationsdienst (KID, Adresse siehe Kapitel »Adressen«) erfahren.

15 Welche sozialen und finanziellen Hilfen gibt es?

Fragen zu sozialen und finanziellen Problemen,
häuslicher Versorgung, Hospiz, Pflegeversicherung
und Behindertenausweis

*1. Durch die Krebsbehandlung und die Inkontinenz
fühle ich mich so geschwächt, daß ich mich nur
mit Mühe zu Hause versorgen kann. Leider kann
mir niemand aus meiner Familie helfen, zumal
meine Frau ebenfalls behindert ist. Sicherlich wird
das einmal wieder alles besser werden, aber wissen
Sie nicht kurzfristig Abhilfe?*

Mehrere Abhilfemöglichkeiten bieten sich an.
So besteht die Möglichkeit einer häuslichen Krankenpflege, wenn
eine Krankenhausbehandlung nicht durchführbar ist oder durch
häusliche Krankenpflege vermieden werden kann. Häusliche
Krankenpflege kann auch dann vorgesehen werden, wenn sie zur
Sicherung der ärztlichen Behandlung notwendig ist. Kann die
Krankenkasse keine fachlich ausgebildete Pflegekraft stellen, so
hat sie die Kosten für eine selbstbeschaffte Kraft zu erstatten, die
in Krankenpflege ausgebildet ist. In der Regel besteht der Anspruch auf häusliche Krankenpflege für vier Wochen und umfaßt
die im Einzelfall erforderliche Grund- und Behandlungspflege sowie hauswirtschaftliche Versorgung.

Auch sollten Sie bzw. Ihr Arzt die Möglichkeit einer stationären Rehabilitations- bzw. Nachsorgemaßnahme (Anschlußheilbehandlung = AHB) in Erwägung ziehen. In den Nachsorgekliniken sind Sie vorerst gut versorgt und können sich körperlich und seelisch von der Therapie erholen. In dieser Zeit können und sollen dann die weiteren Weichen für eine spätere optimale soziale Versorgung zu Hause gestellt werden.

Es gibt zahlreiche Hilfen für zu Hause. Die Sozialarbeiter in den Akut- und Rehabilitations-/Nachsorgekliniken besprechen mit Ihnen und Ihren Angehörigen die Situation und leiten – falls notwendig – entsprechende Hilfen vor Ort ein.

Eine weitere Möglichkeit ergibt sich durch die Nutzung begleitender Beratungs- und Betreuungsinstitutionen. Einige Krankenkassen haben für ihre an Krebs erkrankten Versicherten und deren Angehörige einen hauseigenen sozialen Dienst eingerichtet, der allerdings nur Hilfe vermittelt.

Das Spektrum der angebotenen sozialen Hilfen ist weit gefächert:

- häusliche Krankenpflege,
- Hilfe bei der Haushaltsführung,
- Einkaufen durch Zivildienstleistende,
- Haushaltshilfe durch Fachkräfte,
- medizinische Hilfe durch examinierte Kräfte,
- Essen auf Rädern,
- Hausnotrufdienst,
- Behindertenindividualberatung.

Eine weitere Möglichkeit ergibt sich durch die Pflegehilfe. Um sie in Anspruch zu nehmen, muß allerdings die Notwendigkeit einer Pflege für mindestens ein halbes Jahr vorliegen, und es muß ein Antrag bei der zuständigen Pflegekasse gestellt werden.

Die Palette möglicher Hilfen wird durch private Haus- und Krankenpflegedienste ergänzt. Informationen und eine Adressenliste der Sozialstationen können bei den jeweiligen Länderministerien für Arbeit und Gesundheit, beim Gesundheitsamt oder beim Informations- und Beratungsdienst der Deutschen Krebshilfe

(Thomas-Mann-Straße 40, 53111 Bonn, Telefon 02 28/72 99 00) angefordert werden.
Vielen ist nicht bekannt, daß die Sozialämter nicht nur für finanzielle Notlagen zuständig sind, sondern auch den gesetzlichen Auftrag zur Information und Beratung haben. In vielen Städten und Gemeinden gibt es außerdem »Bürgerberatungsstellen«, an die man sich bei derlei Problemen wenden kann
Häufig können auch die Selbsthilfegruppen der Region informieren und Hilfen in die Wege leiten. Auskunft über Adressen eventueller Selbsthilfegruppen in Ihrer Region können Sie vom Krebsinformationsdienst (KID, siehe Kapitel »Adressen«) oder auch vom Sozialdienst der Tumornachsorgeklinik erfahren.

2. Welche Vorteile hat der Schwerbehindertenausweis? Hat er auch Vorteile für Rentner?

Mit Hilfe des Schwerbehindertenausweises sollen einige der durch die Erkrankung und Behandlung entstandenen Nachteile ausgeglichen werden; also nicht etwa nur die Nachteile von Erwerbstätigen.
Dieser Ausgleich geschieht durch Vergünstigungen auf mehreren Ebenen und ist nicht zuletzt abhängig von dem festgestellten Grad der Behinderung (GdB). Zu den Vergünstigungen zählen bei einem Grad der Behinderung von 50 % und mehr:

- Erhöhter Kündigungsschutz am Arbeitsplatz.
- Hilfen zur Erhaltung bzw. Erlangung eines behindertengerechten Arbeitsplatzes, z.B. technische Hilfen oder Lohnkostenzuschüsse.
- Beschleunigung des Eintritts des Renten- bzw. Pensionsbezuges.
- Überstundenbefreiung (Wunsch).
- Anspruch auf Zusatzurlaub von fünf Tagen pro Jahr bei einer Fünf-Tage-Arbeitswoche.
- Bevorzugte Abfertigung bei Behörden.

- Je nach Höhe des zuerkannten GdB diverse Steuererleichterungen. So kann ein Pauschbetrag jährlich steuermindernd geltend gemacht werden.
- Vergünstigungen bei der Benutzung öffentlicher Verkehrsmittel, Bäder, Museen etc.
- Ab 80 % Behinderung gibt es Freibeträge beim Wohngeld. Davon profitieren vor allem Bezieher von kleinen Renten.
- Die Fehlbelegungsabgabe bei Sozialwohnungen kann mit Schwerbehindertenausweis ermäßigt werden.
- Mitgliedsbeiträge in Verbänden und Vereinen (z. B. ADAC) sind häufig reduziert.
- Je nach zusätzlichen Merkmalen gibt es Vergünstigungen bei Rundfunk- und Fernsehgebühren, Kfz-Steuer, Freifahrten, Reduzierung der Eintrittspreise.

Die steuerlichen Vergünstigungen ergeben sich nicht nur durch den erhöhten steuerlich freien Pauschbetrag, sondern auch dadurch, daß zahlreiche Aufwendungen – so u. U. ein erhöhter Aufwand für Privatfahrten – abgesetzt werden können.

3. Mit welchem Grad (Höhe) der Schwerbehinderung kann ich rechnen?

Im allgemeinen können Patienten mit einer bösartigen Erkrankung mit einem GdB von mindestens 50 rechnen, der jedoch nach einer bestimmten Zeit – meistens nach fünf Jahren – überprüft wird und bei Verbesserung der körperlichen Leistungsfähigkeit entsprechend angepaßt wird. Bei Patienten mit Inkontinenz ist der GdB im allgemeinen höher, in der Regel liegt er bei etwa bei 80 %.

4. Was muß ich tun, um einen Schwerbehindertenausweis zu erhalten?

Sie sollten den Antrag möglichst bald beim zuständigen Versorgungsamt stellen. Die Bearbeitungsdauer erfordert durchschnittlich zwei bis sechs Monate.
Vordrucke für den Antrag können beim zuständigen Versorgungsamt (im Telefonbuch unter »V« oder unter »Stadtverwaltung« zu finden) angefordert werden. Zur Beschleunigung des Verfahrens können dem Antrag ärztliche Unterlagen beigefügt werden. Das Versorgungsamt fordert im allgemeinen zusätzliche Unterlagen von den angegebenen Ärzten, Krankenhäusern, Tumornachsorgekliniken und Trägern der Sozialversicherung an und erstellt auf der Grundlage der mitgeteilten Befunde einen Feststellungsbescheid.
Dieser Feststellungsbescheid enthält den Grad der Behinderung (GdB) und einen Hinweis auf möglicherweise zuerkannte »Merkzeichen«.
Die Feststellung des Grades der Behinderung (GdB) ist nach Zehnergraden abgestuft und liegt zwischen 20 und 100. Die Einstufung wird also nicht etwa vom Hausarzt, sondern vom Versorgungsamt oder der versorgungsamtsärztlichen Untersuchungsstelle vorgenommen.
Natürlich kann der Grad der Behinderung im Verlauf der Zeit geändert werden, und zwar nach oben genauso wie nach unten. Bei einer Verschlechterung sollte unverzüglich ein Antrag erfolgen. Im allgemeinen gilt der Schwerbehindertenausweis für die Dauer von fünf Jahren. Die Gültigkeitsdauer kann dann auf Antrag nach erneuter Prüfung verlängert werden.
Übrigens haben nicht nur Deutsche, sondern auch die in Deutschland lebenden Ausländer und Staatenlosen Anspruch auf die im Schwerbehindertengesetz festgelegten Vergünstigungen.

5. Welche Bedeutung und welche Vorteile haben die einzelnen Kennbuchstaben im Schwerbehindertenausweis?

Einige Vergünstigungen werden nur bei besonderen Kennbuchstaben vergeben. Diese richten sich nach der Art der Behinderung. Es bedeuten:

G = erhebliche Gehbehinderung,
aG = außergewöhnliche Gehbehinderung,
H = Hilflosigkeit,
Bl = Blindheit,
RF = aus gesundheitlichen Gründen nicht in der Lage, an öffentlichen Veranstaltungen jeder Art teilzunehmen,
B = auf Begleitperson angewiesen.

6. Welche Behinderungen sind mit der Gabe des Merkzeichens »B« verbunden?

Dieses Merkzeichen ist für diejenigen Schwerbehinderten gedacht, die wegen ihrer Behinderung zur Vermeidung von Gefahren für sich oder andere bei Benutzung öffentlicher Verkehrsmittel regelmäßig auf fremde Hilfe angewiesen sind. Hierzu gehören notwendige Hilfen beim Ein- und Aussteigen, während der Fahrt oder zum Ausgleich von Orientierungsstörungen.

7. Wann bekommt man das Merkzeichen »G« (erhebliche Beeinträchtigung der Bewegungsfähigkeit im Straßenverkehr)?

Diese Beeinträchtigung ist gegeben, wenn Sie infolge einer Einschränkung des Gehvermögens, aber auch durch innere Leiden

und infolge von Anfällen oder Störungen der Orientierungsfähigkeit nicht ohne erhebliche Schwierigkeiten oder nicht ohne Gefahren für sich oder andere Wegstrecken im Ortsverkehr zurücklegen
können, die üblicherweise noch zu Fuß zurückgelegt werden. Man
legt hier eine innerhalb von einer halben Stunde zurückzulegende
Strecke von 2 km zugrunde.
Diese Voraussetzungen sind im allgemeinen erfüllt bei Funktions-
störungen der Beine oder der Lendenwirbelsäule, die für sich einen GdB von wenigstens 50 bedingen, ebenso wie bei Störungen
der Orientierungsfähigkeit mit erheblicher Beeinträchtigung der
Bewegungsfähigkeit. Auch bei Sehbehinderung mit einem GdB ab
70, bei Schwerhörigkeit, bei hirnorganischen Anfällen, wenn die
Anfälle überwiegend am Tage auftreten, kommt das Merkzeichen
»G« zur Geltung.

8. Was ist unter dem Merkzeichen »aG« zu verstehen?

Dieses Merkzeichen ist bei Personen anzunehmen, die sich wegen
der Schwere ihres Leidens dauernd nur mit fremder Hilfe oder nur
mit großer Anstrengung außerhalb ihres Kraftfahrzeuges bewegen
können (»außergewöhnlich gehbehindert«).
Natürlich gelten diese Kriterien nicht nur für die Folgen der Tumorerkrankung oder für Einschränkungen der Mobilität, sondern auch für Krankheiten des Herzens und der Atmungsorgane,
wenn die Einschränkungen der Herzleistung oder der Lungenfunktion, jeweils für sich allein, einen GdB von wenigstens 80 bedingen.
Das Merkzeichen »aG« wird nicht automatisch gewährt. Zusätzlich zur Feststellung des GdB müssen Merkzeichen im Erst- oder
Erweiterungsantrag gesondert beantragt werden, und die Beantragung muß durch entsprechende ärztliche Befunde begründet werden. Das Versorgungsamt kann sich vorbehalten, die Berechtigung

zur Inanspruchnahme dieser Merkzeichen – ebenso wie die Höhe
des beantragten GdB selbst – durch die zuständige versorgungsamtsärztliche Untersuchungsstelle überprüfen zu lassen. Die Feststellung der Höhe des GdB und die Gewährung oder auch Nicht-
gewährung eines Merkzeichens hängt also von der Stellungnahme
der Untersuchungsstelle ab.

9. *Aufgrund eines Unfalls hatte ich schon einen*
   GdB von 40. Ich weiß, daß im allgemeinen
   Krebspatienten ein GdB von mindestens 50
   zugestanden wird. Addieren sich jetzt die GdBs?

Nein, eine Addition der Einzelgrade ist nicht statthaft. Vielmehr
sind die Auswirkungen in ihrer Gesamtheit und ihre wechselseiti-
gen Beziehungen untereinander maßgebend. Diese können voneinander unabhängig sein und verschiedene Lebensbereiche betreffen. Natürlich können Sie als maximalen GdB auch nur 100 % erhalten. Im allgemeinen pflegt das Versorgungsamt die schwersten
Behinderungen zugrundezulegen und der Reihe nach zu prüfen,
ob und gegebenenfalls inwieweit die jeweilige Behinderung das
Gesamtausmaß vergrößert. Geringwertige Gesundheitsstörungen
mit einem GdB von 10 führen im allgemeinen nicht zu einer wesentlichen Zunahme der Gesamtbeeinträchtigung; auch dann
nicht, wenn mehrere solcher geringwertigen Störungen nebeneinander bestehen. Bei leichten Behinderungen, entsprechend einem
GdB von 20, ist ebenfalls vielfach eine Erhöhung des Gesamt-GdB
nicht berechtigt.

10. Mein Nachbar hat auch einen Schwerbehindertenausweis. Er darf – im Gegensatz zu mir – hiermit kostenlos Zug fahren. Wie kommt das?

Neben dem Grad der Behinderung enthält der Behindertenausweis auch unter Umständen die Merkzeichen »G« oder »aG«. »G« bedeutet »erheblich gehbehindert« und »aG« bedeutet »außergewöhnlich gehbehindert«. Hierbei ist zu berücksichtigen, daß die Einschränkung des Gehvermögens nicht etwa nur durch Behinderungen an den Beinen bedingt sein muß, sondern daß eine Einschränkung des Gehvermögens auch durch innere Leiden oder durch Orientierungsstörungen oder durch Anfallskrankheiten begründet sein kann. Offensichtlich hat Ihr Nachbar einen Schwerbehindertenausweis mit dem Merkzeichen »aG«, denn nur diese außergewöhnlich gehbehinderten Patienten können ebenso wie Bezieher von Arbeitslosenhilfe, Sozialhilfe und Kriegsopferfürsorge die für eine Freifahrt im öffentlichen Nahverkehr gültige Wertmarke unentgeltlich beziehen. Kostenlos erhältlich ist die Wertmarke auch bei den Ausweismerkzeichen »H« (Hilflosigkeit) oder »Bl« (Blindheit) und wenn gleichzeitig das Merkmal »G« bei diesen Patienten verzeichnet ist. Wohlgemerkt, diese Vergünstigungen gelten nur für den Nahverkehr; im Fernverkehr muß der volle Fahrpreis entrichtet werden.

Schwerbehinderte mit einem GdB von mehr als 75 von 100 können allerdings – unabhängig vom Alter – einen Seniorenpaß erwerben und somit Fahrpreisermäßigungen von 50 % erhalten; das gleiche gilt für Bezieher von Erwerbsunfähigkeitsrenten oder bei vorgezogenem Altersruhegeld.

Die unentgeltliche Beförderung einer Begleitperson im Nah- und Fernverkehr ist dann möglich, wenn die Notwendigkeit einer ständigen Begleitung durch die Eintragung »B« im Ausweis vermerkt ist.

Im innerdeutschen Flugverkehr wird bei Merkzeichen »B« eine Begleitperson des Schwerbehinderten unentgeltlich befördert (nähere Informationen in der Broschüre »Reisetips für behinderte Fluggäste« der Deutschen Lufthansa AG).

11. Wer legt den Grad der Behinderung (GdB) fest?

Der Grad der Behinderung (GdB) ist nach Zehnergraden abgestuft und liegt zwischen 20 und 100. Maßgeblich ist, daß der GdB wenigstens 50 beträgt, da erst dann ein Ausweis ausgestellt wird. Dies ist bei Prostatakrebspatienten im allgemeinen der Fall! Die Feststellung des Grades der Behinderung trifft nicht etwa der Hausarzt, sondern das Versorgungsamt oder die versorgungsamtsärztliche Untersuchungsstelle. Falsch ist, wenn Sie den GdB mit einer Minderung der Arbeits- oder Berufsfähigkeit gleichsetzen. Zwar entsprechen die Prozentsätze der ehemaligen »Minderung der Erwerbsfähigkeit« (MdE) dem heutigen GdB. Der GdB enthält jedoch keinerlei Aussage über die Leistungsfähigkeit am Arbeitsplatz. Theoretisch können Sie einen GdB von 100 haben und dennoch voll berufs- oder erwerbsfähig sein! Auch sagt der GdB nichts über die Art und das Ausmaß des Krebsleidens aus.

12. Ich bin der Meinung, daß ich vom Versorgungsamt falsch eingestuft wurde. Was kann ich tun, damit ich den mir zustehenden Schwerbehindertenausweis erhalte?

Gegen den Feststellungsbescheid können Sie innerhalb eines Monats nach dessen Bekanntgabe Widerspruch einlegen. Als Beginn der Widerspruchsfrist gilt das Datum des Poststempels (Briefumschlag) zuzüglich drei Tagen. Der Widerspruch kann schriftlich oder mündlich (»zur Niederschrift«) beim Versorgungsamt, bei der Krankenkasse oder beim Bürgermeister geltend gemacht wer-

den. Selbstverständlich muß der Widerspruch begründet werden.
Reicht die Zeit der Widerspruchsfrist für eine ausführliche Begründung des Widerspruchs nicht aus, so genügt zur Fristwahrung
zunächst die Mitteilung, daß gegen den Bescheid Widerspruch erhoben wird und eine ausführliche Begründung folgt.
Haben sich die Behinderungen wesentlich geändert, kann beim
Versorgungsamt ein Antrag auf »Neufeststellung« der Behinderung eingereicht werden. Die Voraussetzungen werden dann ge-
prüft, ähnlich wie beim Erstantrag.
Aufgrund dieser Überprüfung kann das Versorgungsamt auch mit
einer Anhörung reagieren. Diese wird dann erlassen, wenn sich
der GdB im Rahmen einer Heilbewährung usw. zuungunsten des
Antragstellers verändert. Der Antragsteller kann dann neue ärztliche Befunde einreichen. Ihm wird Gelegenheit gegeben, sich innerhalb eines Monats zu den für die Entscheidung erheblichen Tatsachen zu »äußern«.

13. Ich fühle mich zwar körperlich gesund; seit der Krebserkrankung habe ich jedoch beträchtliche seelische Probleme. Wird dies bei der Feststellung des GdB berücksichtigt?

Ja. Der Begriff des Grades der Behinderung bezieht sich auf die
Behinderung in allen Lebensbereichen und schließt die Auswirkungen im allgemeinen Erwerbsleben ebenso ein wie Schmerzen
und seelische Beeinträchtigungen. Der Grad der Behinderung soll
ein Maß für den Verlust körperlicher, geistiger oder seelischer In-
taktheit darstellen.

14. Ich bin nun seit 10 Jahren vom Krebs geheilt. Damals war mein Schwerbehindertenausweis auch unter Berücksichtigung der Inkontinenz festgelegt worden. Glücklicherweise bin ich jedoch seit vielen Jahren wieder kontinent. Muß ich nun meinen Schwerbehindertenausweis abgeben? Wie lange gilt eigentlich ein Schwerbehindertenausweis?

Der Schwerbehindertenausweis ist unabhängig davon, ob Sie geheilt sind oder nicht. Er sagt auch überhaupt nichts aus über die Schwere der Erkrankung, sondern lediglich über die Funktionsbeeinträchtigungen körperlicher, seelischer oder geistiger Natur. Derartige Funktionsbeeinträchtigungen können natürlich auch noch nach zehn Jahren bestehen.

Die Geltungsdauer eines Schwerbehindertenausweises ist generell befristet, und zwar in der Regel auf einen Zeitraum von drei bis fünf Jahren. Wird danach kein Neu- oder Änderungsantrag gestellt, so erlischt die Gültigkeit des Ausweises mit Ablauf dieser Frist. Bei jeder Beantragung wird generell der Gesundheitszustand zum aktuellen Zeitpunkt als Basis für die Überprüfung des Grades der Behinderung genommen.

Wie schon an anderer Stelle erwähnt, kann sich der Grad der Behinderung erhöhen oder auch verringern, je nach herrschendem Befindlichkeitszustand. Wenn Sie zum Beispiel zu Beginn Ihrer Erkrankung vor fünf Jahren einen GdB von 50 % hatten, seitdem keine Inkontinenzbeschwerden mehr haben, gesund sind und sich auch gesund fühlen, müssen Sie mit einer Rückstufung des GdB rechnen.

15. Welche Maßnahme steht mir zur Verfügung, falls ich plötzlich hilflos werde und vielleicht das Telefon nicht mehr benutzen kann?

Wer allein lebt, behindert ist oder einfach nur zu den Menschen gehört, die rechtzeitig »für alle Fälle« vorsorgen wollen, kann in seinem Wohnbereich (privater Haushalt, Seniorenheim, Seniorenwohnanlage) ein Hausnotrufsystem installieren lassen. Ein Beispiel, wie es jeden Tag Realität werden kann: Sie sind zu Hause in Ihrer gewohnten Umgebung und werden von plötzlichem Unwohlsein oder einer körperlichen Schwäche befallen und Hilfe wäre notwendig. Einen Arzt anzurufen oder auch nur Angehörige oder Nachbarn zu verständigen wäre Ihnen unmöglich geworden. Das Telefon wäre nicht erreichbar, eine bekannte Rufnummer nicht mehr zu finden. Hier hilft der Hausnotrufdienst. Durch einen einfachen Knopfdruck auf einen Sender (»Funkfinger«), den Sie ständig bei sich tragen müssen, wird in der Einsatzzentrale des Notrufdienstes Alarm ausgelöst und der Alarmgeber sofort festgestellt. Diese Zentrale ist personell Tag und Nacht besetzt. In der Zentrale liegen in Absprache mit Ihnen Informationen über persönliche Daten und Erkrankungen vor. So kann im Alarmfall ohne Verzögerung angemessene Hilfe eingeleitet werden.

Beantragt werden kann dieses Hausnotrufsystem bei Rettungsdiensten, wie zum Beispiel der Johanniter-Unfallhilfe, die es auch installieren. Die Sozialstationen, die DRK-Kreisverbände, das Malteser Telefon und eventuell die Deutsche Bundespost können über weitere Anbieter in Ihrem Wohnbereich Auskunft geben. Die Kosten müssen selber getragen werden. Bei geringem Einkommen und bei Bezug von laufender Hilfe zum Lebensunterhalt kann ein Antrag auf Kostenbeteiligung beim Sozialamt gestellt werden.

16. Die Krebsbehandlung hat meine sämtlichen Planungen über den Haufen geworfen, so auch meine Finanzen. Ich weiß nicht, wie ich meinen finanziellen Verpflichtungen nachkommen soll.

Sie sollten sich in Ihren Nöten an einen Sozialarbeiter (Krankenhaussozialdienst, Allgemeiner Sozialdienst der Stadt, Wohlfahrtsverbände) wenden, der Ihnen möglicherweise Hilfsinstitutionen nennen kann. So ist zum Beispiel die Deutsche Krebshilfe (Thomas-Mann-Straße 40, 53111 Bonn, Telefon 02 28/72 99 00) mit einer einmaligen Unterstützung gerne behilflich, wenn Sie in eine finanzielle Notlage geraten sind, wenn sich Ihr Einkommen erheblich verringert hat oder wenn Ihre Zahlungsverpflichtungen bestehenbleiben oder gegebenenfalls zusätzliche Ausgaben infolge der Erkrankung anfallen.

Sollten Sie noch finanzielle Verpflichtungen haben, wie zum Beispiel Ratenzahlungen oder Versicherungsprämien, so sollten Sie sich mit dem entsprechenden Gläubiger in Verbindung setzen. Er wird sich häufig – und muß es im übrigen auch in der Regel – mit einer »Umschuldung« zufriedengeben. Möglicherweise sollten Sie auch Sozialhilfe beantragen. Hierfür empfiehlt es sich, einen Antrag beim Sozialamt zu stellen, nachdem Sie entsprechende Auskunft und Beratung beim Sozialamt, bei den Wohlfahrtsverbänden oder zum Beispiel auch bei den Selbsthilfegruppen eingeholt haben. Grundsätzlich soll die Sozialhilfe dann einsetzen, wenn alle anderen zur Hilfe Verpflichteten ihrer Pflicht nicht nachkommen. Dazu gehören auch Kinder gegenüber ihren Eltern und Ehepartner untereinander. Letzteres kann auch nach einer Scheidung der Fall sein. Im allgemeinen braucht die Sozialhilfe nicht zurückgezahlt zu werden. Hiervon gibt es jedoch Ausnahmen: So können zum Beispiel Geldleistungen vom Sozialamt auch als Darlehen gewährt werden. Dies geschieht vor allem dann, wenn es sich nur um vorübergehende Notlagen (bis zu sechs Monate) handelt. Sollte sich dann jedoch herausstellen, daß die Notsituation andauert, so kann das Sozialamt auf die Rückzahlung des Darlehens verzich-

ten. Eine Leistung als Darlehen kommt zum Beispiel auch dann in
Betracht, wenn von einer Verwertung des Vermögens deswegen
abgesehen wird, weil sie unwirtschaftlich wäre.
Durch das seit 2003 geltende »Grundsicherungsgesetz« wird eine
»bedarfsorientierte Grundsicherung« im Alter und bei »Erwerbsminderung« sichergestellt. Die Grundsicherung ist keine Grund-
rente und auch keine Sozialhilfe. Es findet kein Rückgriff auf un-
terhaltspflichtige Kinder statt, wenn diese weniger als € 100 000,–
im Jahr verdienen. Anspruch auf Grundsicherung haben alle, die
älter als 65 Jahre oder dauerhaft voll erwerbsgemindert sind und
ihren Lebensunterhalt nicht aus eigenem Einkommen (z. B. Rente)
und Vermögen (z. B. Sparvermögen, Lebensversicherung) bestrei-
ten können. Die Anträge sind bei den neu eingerichteten Grundsi-
cherungsämtern der Gemeinden bzw. des Kreises zu stellen.

17. Meine Rente ist so niedrig, daß ich hiermit kaum meinen Lebensunterhalt bestreiten kann. Ab wann kann ich eigentlich die Sozialhilfe in Anspruch nehmen?

Auf Sozialhilfe hat man einen Rechtsanspruch. So können Sie ergänzende Sozialhilfe (Hilfe zum Lebensunterhalt) bekommen,
wenn Ihre Rente und das sonstige Einkommen und Vermögen aller Haushaltsangehörigen hierfür nicht mehr ausreichen. Bei den
Hilfen unterscheidet man zwischen laufenden und einmaligen So-
zialleistungshilfen.
Als grobe Richtlinie läßt sich sagen, daß Alleinstehende, die ein
Einkommen von weniger als € 600,– haben, im allgemeinen auch
einen Anspruch auf Sozialhilfe haben. Dasselbe gilt für Verheirate-
te, wenn das Gesamteinkommen der Ehepartner unter € 800,–
liegt. Selbstverständlich werden bei der Bedarfsberechnung auch
die Kosten der Unterkunft und der Heizbedarf berücksichtigt!
Je nach Lebenssituation werden »Mehrbedarfszuschläge« berechnet.

Kommen in außergewöhnlichen Situationen Kosten auf, die die finanziellen Möglichkeiten übersteigen, kann man »Hilfe in besonderen Lebenslagen« erhalten. Dazu zählen z. b.: Krankenhilfe und Hilfe für Behinderte, Hilfe zur Pflege (einschließlich Übernahme der Kosten für ein Pflegeheim), Hilfe zur Weiterführung des Haushalts. Auch in diesen Fällen wird eine Bedarfsberechnung durchgeführt. Allerdings gelten hier dann andere Freibeträge.

18. Müssen Verwandte für Sozialhilfe aufkommen?

Eltern sind für ihre Kinder unterhaltspflichtig – und umgekehrt. Das gilt jedoch nur, wenn sie dazu auch in der Lage sind (mehr als € 100 000,– Jahreseinkommen). Bei einmaligen Beihilfen wird in der Regel auf eine Prüfung verzichtet. Schwiegerkinder/-eltern sind einander nicht unterhaltsverpflichtet.

Da die Überprüfung der Unterhaltsverpflichtung je nach den persönlichen Gegebenheiten sehr unterschiedlich ausfallen kann, empfiehlt sich immer die konkrete Beratung durch einen Sozialarbeiter (z. B. allgemeiner Sozialdienst der jeweiligen Stadt oder in der Tumornachsorgeklinik).

19. Obwohl mein Mann noch krank ist und ich ihn zu Hause nicht versorgen kann, soll er aus dem Krankenhaus entlassen werden. Er sei ein »Pflegefall«, für den man medizinisch nichts mehr tun könne, hat der Oberarzt erklärt. Meinen Mann in ein Pflegeheim zu stecken wäre für mich der letzte Schritt. Welche anderen Möglichkeiten bestehen?

Als erstes sollten Sie mindestens drei Tage bis eine Woche vor Entlassung Ihrer Frau durch den Klinikarzt oder durch Ihren Haus-

arzt bei der Krankenversicherung Ihrer Frau häusliche Krankenpflege beantragen. Diese wird meistens innerhalb weniger Tage
genehmigt, und in dieser Zeit können die entsprechenden Vorkeh-
rungen zu Hause getroffen werden (z.b. Beschaffung von Hilfsmitteln).

Als nächsten Schritt sollten Sie bei der zuständigen Pflegeversicherung einen Antrag auf Beurteilung der Pflegebedürftigkeit stellen.
Die Pflegekasse schickt dann einen Gutachter (Arzt und/oder Pfle-
gefachkraft), der bei Ihnen einen Hausbesuch macht oder auch
den Patienten im Krankenhaus besucht und den Grad der Pflegebedürftigkeit Ihres Mannes festlegt. Maßstab für die Beurteilung
der Pflegebedürftigkeit sind ausschließlich Fähigkeiten zur Aus-
übung der Verrichtungen des täglichen Lebens. Im häuslichen Um-
feld wird u.a. festgestellt, welchen konkreten Handlungsbedarf
der Antragsteller hat, wer die Pflege durchführt und inwieweit die
Möglichkeiten der Rehabilitation ausgeschöpft wurden.

Pflegebedürftigkeit ist in keiner Weise identisch mit einem Heim-
aufenthalt. Ja, im Gegenteil, durch die Pflegeversicherung soll eine
häusliche Pflege ermöglicht werden!

Scheiden Angehörige als Pflegepersonen aus, dann übernimmt die
Pflegekasse Einsätze von ambulanten Pflegediensten als sogenannte »Sachleistung« bis zur Höhe von € 384,– in Pflegestufe I bzw.
€ 921,– in Stufe II oder € 1432,– in Stufe III (Stand 2004). Eine
Sachleistung in Form von Pflegeeinsätzen dürfen nur Personen
und Dienste erbringen, die einen Versorgungsvertrag mit den Pfle-
gekassen abgeschlossen haben. Sie sollten sich daher vorher bei
der Kasse erkundigen.

Kostenlosen und kompetenten Rat zu allen Fragen der Pflegeversicherung können Sie über das Bürgertelefon des Bundesgesund-
heitsministeriums (Telefon 08 00/1 51 51 58, Montag bis Donners-
tag) erhalten.

20. Wann besteht ein Anspruch auf Leistungen der Pflegeversicherung?

Nicht jeder, der häusliche Pflege benötigt, kann automatisch Pflegegeld beanspruchen. Ein Anspruch auf Leistungen besteht in der Regel nur dann, wenn eine Pflegebedürftigkeit über mindestens sechs Monate vorliegt. Damit ein Antrag überhaupt Aussichten auf Erfolg hat, muß eine Versicherungszeit in der Pflegeversicherung von mindestens fünf Jahren bestehen. Die Pflege muß mindestens 45 Minuten dauern, dazu zählen beispielsweise Waschen, Kämmen, Zahnpflege oder Hilfen beim Essen. Der Betreuende muß mindestens 45 Minuten pro Tag zusätzlich im Haushalt helfen, also Wäsche waschen, kochen oder einkaufen.

Die Höhe der Leistungen richtet sich nach der Pflegestufe, die vom medizinischen Dienst der Krankenkassen bestimmt wird. Die Pflegebedürftigkeit wird in drei Pflegestufen, I bis III, eingestuft.

In der Pflegestufe I muß der Bedarf an Hilfe für Körperpflege, Ernährung, Mobilität und für die hauswirtschaftliche Versorgung täglich mindestens anderthalb Stunden betragen.

In der Pflegestufe II beträgt er mindestens drei Stunden, und in der Pflegestufe III muß eine Pflegebedürftigkeit rund um die Uhr vorliegen.

Tabelle 15.1: Stufen der Pflegebedürftigkeit

	Körperpflege/Ernährung/ Mobilität	hauswirtschaftliche Versorgung
Stufe I	mindestens einmal täglich Hilfe notwendig bei mindestens zwei Verrichtungen	mehrfach in der Woche
Stufe II	mindestens dreimal täglich Hilfe notwendig bei mindestens zwei Verrichtungen	mehrfach in der Woche
Stufe III	täglich rund um die Uhr Hilfe notwendig	mehrfach in der Woche

Zur Vorbereitung der Begutachtung kann ein Pflegetagebuch hilfreich sein: Eine Woche lang wird in diesem »Tagebuch« genau notiert, wann, wofür und wie lange Hilfe nötig war.

21. Was versteht man unter Hospiz und Palliativstation?

Das Hospiz ist eine eigenständige Einrichtung, in der es um die Pflege und Begleitung der Menschen in ihrer letzten Lebensphase geht. Auch Angehörige finden hier Beistand. Ziel der Hospizbewegung ist es, die Lebensqualität der Patienten zu verbessern, damit sie in dieser schweren Zeit so bewußt, zufrieden und normal wie möglich leben können. Im Zentrum der Hospizbetreuung steht daher nicht die medizinisch-onkologische Beeinflussung des Krankheitsverlaufs, sondern der Erhalt und die Verbesserung der Lebensqualität.

Auch die Palliativstationen verfolgen dieses Ziel. Sie sind allerdings in der Regel einem Krankenhaus angegliedert und stärker ärztlich betreut. Bei ihnen liegt der Schwerpunkt häufig neben der medizinisch-pflegerischen Betreuung auf der Schmerztherapie und Symptomkontrolle.

Mit der Krankenkasse sollte vor Beginn der Hospizpflege die Kostenfrage geklärt werden. Die Krankenkassen verhalten sich hierbei sehr unterschiedlich. Im allgemeinen übernehmen die gesetzlichen Krankenkassen die Kosten der Hospizpflege. Der Mindestbetrag beträgt 6 % der »monatlichen Bezugsgröße« gleich € 140,70 pro Tag (Stand 2004).

22. Werden die Fahrtkosten für Arztbesuche erstattet?

Bei Fahrten zur ambulanten Behandlung trägt der Versicherte – im Gegensatz zu früher – die Fahrtkosten selber. Wenn allerdings die

Notwendigkeit der ambulanten Behandlung ärztlich geboten ist und wenn zudem die ambulant behandelnden Ärzte in einer schriftlichen Bescheinigung bestätigen, daß durch die ambulante Behandlung stationäre Aufenthalte vermieden werden, zumindest aber erheblich verkürzt werden, zahlt der Patient nur beim ersten Mal den Eigenbeitrag. Danach braucht er keine Zuzahlungen mehr zu entrichten.

Die Höhe der Kostenerstattung ändert sich von Jahr zu Jahr. Sie sollten sich beim Sozialarbeiter oder beim Bürgertelefon (Telefon 08 00/1 51 51 58) erkundigen.

Weitere Informationen rund um das Thema Fahrtkosten, Härtefallregelungen und viele andere Bereiche der gesetzlichen Krankenversicherung enthält die Broschüre: »Die gesetzliche Krankenversicherung«, die kostenlos beim Bundesministerium für Gesundheit, Broschürenstelle, Am Propsthof 78a, 53121 Bonn, bestellt werden kann.

23. Wieviel muß ich zu den Arznei- und Verbandsmittel bzw. zu den Heil- und Hifsmitteln dazuzahlen?

Die Höhe der Zuzahlungen für Arzt und Arzneikosten ändert sich von Jahr zu Jahr. Auch gibt es zahlreiche Befreiungsmöglichkeiten (z.B. Sozialklausel, Überforderungsklausel, 1%-Regel), die von Zuzahlungen befreien oder diese zumindest reduzieren. Generell übernimmt die Krankenkasse die Kosten für ärztlich verordnete Arznei- und Verbandsmittel in voller Höhe abzüglich der gesetzlich zu leistenden Zuzahlungen. Diese betragen für eine Arznei auf Kassenrezept 10% des Preises selber, mindestens aber € 5,– und höchstens € 10,–, auch wenn das Medikament mehrere hundert Euro kostet. Rezeptfreie Medikamente müssen allerdings ab 2004 in der Regel von den Patienten ganz alleine bezahlt werden – unabhängig vom Preis.

Bestimmte Medikamente kann der Arzt verschreiben, sie sind aber auch ohne Rezept in der Apotheke erhältlich. Dazu zählt zum Beispiel Aspirin®. Die Kosten für solche rezeptfreien Arzneimittel werden nicht mehr erstattet.
Liegt der Verkaufspreis des Medikaments unter dem jeweiligen Zuzahlungsbetrag, muß der Versicherte natürlich nur den tatsächlichen Preis bezahlen.
Lassen Sie sich die von Ihnen geleisteten Zuzahlungen immer quittieren, denn sie sind in ihrer Gesamtheit nur bis zu einem bestimmten Eigenbetrag pro Jahr zu entrichten. Sie können von Ihrer Krankenkasse ein Nachweisheft bekommen, in welches die jeweiligen Zuzahlungen dann von dem Apotheker, dem Krankengymnasten, dem Sanitätsfachhandel etc. eingetragen werden.
»Heilmittel« müssen vom Arzt »auf Kassenrezept« verschrieben werden. Zu den Heilmitteln gehören z.B. die Physiotherapie wie Lymphdrainage, Fangopackungen, Krankengymnastik, Massagen, Ergotherapie etc. Die Zuzahlung hierfür beträgt ab Vollendung des 18. Lebensjahres 15 %, egal ob die Verabreichung in der Krankenhausambulanz, beim niedergelassenen Krankengymnasten oder in der Arztpraxis erfolgt.
Zu den zu erstattenden »Hilfsmitteln« gehören neben Rollstühlen und Prothesen auch Perücken, für die die gesetzlichen Krankenkassen in der Regel einen festgesetzten Betrag übernehmen. Bei besserer und teurerer Versorgung trägt der Versicherte den Differenzbetrag zwischen Festbetrag und tatsächlichen Anschaffungskosten. Grundsätzlich gilt, daß die Krankenkassen jedem Patienten eine seinen persönlichen Bedürfnissen entsprechende Versorgung finanzieren. Bei Bandagen, Einlagen und Hilfsmitteln muß eine Zuzahlung von 20 % geleistet werden.
Sie sollten sich vor dem Erwerb dieser Hilfsmittel bei Ihrer Krankenkasse erkundigen, welchen Eigenbetrag Sie zu leisten haben. Leider machen insbesondere die privaten Krankenkassen immer wieder Schwierigkeiten bei der Kostenrückerstattung.
Krankheitskosten, die über der »zumutbaren Belastungsgrenze« liegen, können von der Steuer abgesetzt werden.

24. *Die von mir zu zahlenden Zuzahlungen bei Medikamenten sind stark und belasten meine erheblich eingeschränkten Finanzen in ungebührlicher Weise. Welche Möglichkeiten der Kostenbefreiung gibt es?*

Um die Versicherten vor finanziellen Überforderungen zu bewahren, sieht das Gesetz Möglichkeiten für eine vollständige oder teilweise Befreiung von Zuzahlungen vor:
Eine vollständige Befreiung mit Ausnahme der Zuzahlungen für den Krankenhausaufenthalt erfolgt, wenn der Versicherte folgende sogenannte »Entgeltersatzleistungen« erhält:

- Sozialhilfe,
- Arbeitslosenhilfe,
- Geld aus der Kasse der Kriegsopferfürsorge,
- Ausbildungsförderung,
- eine Arbeits- und Berufsförderung für Behinderte,
- Hilfen von der Bundesanstalt für Arbeit zur individuellen Förderung der beruflichen Ausbildung oder
- wenn eine unzumutbare finanzielle Belastung vorliegt, d.h., wenn das Familieneinkommen unterhalb einer bestimmte Grenze liegt (Härtefallregelung/Sozialklausel).

25. *Die Krankheitskosten übersteigen bei mir bei weitem die zumutbare Eigenbeteiligung pro Jahr, da ich lediglich Krankengeld beziehe. Dennoch muß ich bei der Apotheke ständig in Vorlage treten, obwohl die Krankenkasse mir erst Ende des Jahres die Mehrkosten rückerstatten muß.*

Daß Patienten erst ein Jahr Belege sammeln müssen, um von der Zuzahlung befreit zu werden, ist tatsächlich für viele Krebspatien-

ten unzumutbar. Sie sollten bei Ihrer Krankenkasse einen Antrag
auf Erlassung des Eigenbeitrags stellen. Dies können Sie auch
schon dann tun, wenn Ihr Eigenbeitrag für das laufende Jahr noch
nicht ausgeschöpft ist. Sie können dann mit der Krankenkasse vereinbaren, den noch anstehenden Restbeitrag vorab in einer Summe oder in Raten zu bezahlen. Für den Rest des Jahres sind Sie
dann von weiteren Zuzahlungen befreit. Lassen Sie sich dazu von
der Krankenkasse eine entsprechende Bescheinigung ausstellen.
Der Sozialarbeiter, die Mitarbeiter von Wohlfahrtsverbänden,
aber auch die zuständigen Kundenbetreuer bei Ihrer Krankenkasse helfen Ihnen bei der Antragstellung.
Übrigens kann in besonderen finanziellen Notlagen die Deutsche
Krebshilfe mit einer einmaligen Überbrückungshilfe einspringen.
Auch gibt es für besondere Notfälle einen Sonderfond aus den
Mitteln des Bundespräsidenten.

26. Ab wann liegt eine »unzumutbare finanzielle Belastung« vor (Sozialklausel)?

Eine teilweise Befreiung von vielen Zuzahlungen und Eigenbeteili-
gungen ist dann möglich, wenn die durch die Krankheit bedingten
Kosten (auf das Jahr verteilt) einen bestimmten Grenzbetrag über-
schreiten. Diese »zumutbare Eigenbeteiligung« ist auf höchstens
2 % der Bruttoeinnahmen begrenzt (bzw. auf 1 % für chronisch
Kranke, wozu die Krebserkrankung zählt), abzüglich bestimmter
Freibeträge für mitversicherte Familienangehörige.
Die Höhe der für Sie zumutbaren finanziellen Belastung können
Sie sich bei Ihrer Krankenkasse oder auch beim Sozialamt aus-
rechnen lassen. Um von Zuzahlungen befreit zu werden, müssen
Sie einen Antrag bei Ihrer Krankenkasse stellen.
Für chronisch Kranke, die in ständiger ambulanter Behandlung
sind, z.B. aufgrund von Bestrahlung, Chemotherapie oder Dia-
lyse, kann die Belastungsgrenze schon sehr frühzeitig erreicht sein.

Aus diesem Grunde ist es erforderlich, daß sich diese Versicherten umgehend mit ihrer Krankenversicherung in Verbindung setzen, um sich gegebenenfalls für den Rest des Jahres von weiteren Zuzahlungen befreien zu lassen.

Eine ausführliche Tabelle mit den nach Einkommen gestaffelten zumutbaren Eigenbelastungen sollten Sie beim Sozialarbeiter – z.B. in der Rehaklinik – oder bei Ihrer Krankenkasse anfordern.

Für chronisch Kranke, die in ständiger ambulanter Behandlung sind, z.B. aufgrund von Bestrahlung, Chemotherapie oder Dialyse, kann die Belastungsgrenze schon sehr frühzeitig erreicht sein. Aus diesem Grunde ist es erforderlich, daß sich diese Versicherten umgehend mit ihrer Krankenversicherung in Verbindung setzen, um sich gegebenenfalls für den Rest des Jahres von weiteren Zuzahlungen befreien zu lassen.

Ausführlichere Informationen und Ratschläge in bezug auf Härtefond, Härtefallregelungen und -hilfen können Sie über die Deutsche Krebshilfe erhalten (Telefon 02 28/729 90-94).

27. Ich wurde vor einem Jahr an einem Prostatakarzinom (T3, N1, M0) operiert. Der Operateur bestätigte mir in dem Entlassungsbrief schriftlich, daß er den Tumor vollständig entfernt hat. Mein Arzt ist sehr optimistisch. Dennoch weigert sich die Lebensversicherung, eine Lebensversicherung mit mir abzuschließen, die ich zur Absicherung eines Hypothekenkredites für den Hausbau dringend brauche.

Die meisten Lebensversicherungen nehmen nur geheilte Krebspatienten auf. Sie akzeptieren im allgemeinen für den Vertragsabschluß die klinischen Befunde, die im Rahmen der Nachsorgeuntersuchungen erhoben werden.

Darüber hinaus unterscheiden die Lebensversicherungen unterschiedliche Risikoklassen, die sich vorrangig nach der Lebenserwartung (Prognose) richten. Sie bedingen unterschiedliche Wartezeiten, d.h., daß trotz regelmäßiger Prämienzahlungen die Versicherungssumme im Schadensfall erst nach einer mehr oder minder langen Wartezeit bezahlt wird.

Selbst dann, wenn das Karzinom nur ein Mikrokarzinom (T1, N0, M0) gewesen wäre, hätte die Lebensversicherung eine Zurückstellung für zwei Jahre ab dem Zeitpunkt der Operation verlangt. Je nach Risikozuschlag oder Staffelung hätte die Zurückstellung dann sieben bis zehn Jahre gedauert. Auch nach dieser Zeit hätte der Risikozuschlag zwischen zehn und zwanzig Promille der Versicherungssumme betragen. Bei einem Ausbreitungsstadium von T3, N1, M0 lehnen die Versicherungen im allgemeinen eine Lebensversicherung ab. Sie haben zu große Angst vor einem Rückfall, obwohl in Ihrem Fall der Optimismus sicherlich berechtigt ist.

28. Wie ist meine Familie nach meinem Ableben versorgt?

Die Witwenrente oder Witwerrente beträgt im allgemeinen 60% der Rente.

Die Höhe der Waisenrente beträgt bei Halbwaisen 10%, bei Vollwaisen 20% der Rente.

Nach dem Gesetz werden Mann und Frau gleichbehandelt, d.h., Witwer und Witwen erhalten 60% Hinterbliebenenrente des Verstorbenen – allerdings unter 40%iger Anrechnung des Betrages, der den dynamischen Freibetrag übersteigt.

29. Ein Bekannter von mir verstarb vor Jahren an Prostatakrebs, obwohl die Ärzte bis zuletzt optimistisch waren. Er selber hatte offensichtlich niemals mit einem tödlichen Ausgang seiner Erkrankung gerechnet, weswegen er noch nicht einmal ein Testament gemacht hatte. Auf seine Familie kamen nach seinem Tode beträchtliche menschliche und wirtschaftliche Probleme zu.

Niemand, auch kein Krebsspezialist, vermag mit Sicherheit den weiteren Verlauf der Krebserkrankung vorherzusagen, weder in positiver noch in negativer Hinsicht. Völlig unabhängig von Krankheit, von Gut- oder Bösartigkeit der Erkrankung sollte jeder Verantwortliche seine Angelegenheiten so weit wie möglich zu ordnen versuchen. Dazu gehört auch die Regelung wirtschaftlicher Verhältnisse, z.B. die Abfassung eines Testaments.

Wie man ein Testament abfaßt, erfährt man aus dem Ratgeber »Vorsorge für den Erbfall«, der bei den meisten Banken kostenlos erhältlich ist.

16 Welche Konsequenzen ergeben sich für meine berufliche Tätigkeit?

Fragen zu Beruf und Rente

1. Gibt es Kriterien, die auf eine mögliche berufliche Ursache der Prostatakrebserkrankung hinweisen könnten?

Beim Prostatakrebs kennt man keine beruflich bedingten Schadstoffe, die für die Erkrankung verantwortlich gemacht werden könnten.

2. Könnte sich die Wiederaufnahme meiner beruflichen Tätigkeit negativ auf das Risiko meiner Krebswiedererkrankung auswirken?

Es gibt keinerlei Hinweise dafür, daß Arbeit das Wiedererkrankungsrisiko beeinflussen könnte. Hingegen gibt es viele Hinweise dafür, daß eine vorzeitige Berentung und Invalidität eine Minderung der Leistungsqualität bedeutet. Die Arbeit bewahrt vor der Gefahr der Isolierung, sie bietet manchem die einzige Möglichkeit sozialer Kontakte und verschafft schließlich auch Selbstbestätigung.

Allein die Tatsache, Krebs zu haben oder auch gehabt zu haben, stellt keinen Grund für berufliche Untätigkeit dar.

3. Werde ich trotz der Krebserkrankung wieder arbeiten können?

Wenn keine Beschwerden vorliegen, die Wunde gut verheilt ist und keine Inkontinenz vorliegt, bestehen so gut wie keine Hinderungsgründe.

Eine leichte Streßinkontinenz gestattet lediglich Arbeiten im Sitzen und im Stehen, bei denen Unterbrechungen möglich sind. Heute gibt es allerdings so gute Vorlagen, daß eine eventuelle Geruchsbelästigung der Umgebung bei einer leichten Inkontinenz nicht ins Gewicht fällt. Eine Inkontinenz zweiten Grades oder gar eine totale Inkontinenz sind hingegen im allgemeinen mit einer Arbeits-, ja möglicherweise sogar Erwerbsfähigkeit unvereinbar. Bei totaler Inkontinenz, die auch durch eine Operation nicht mehr behoben werden kann, sollte eine Erwerbsunfähigkeitsrente beantragt werden.

Wenn irgend möglich, so sollte man frühzeitig den Betriebsarzt und die Personalvertretung von den zu erwartenden Schwierigkeiten in Kenntnis setzen. Eine Arbeitsplatzumsetzung oder eine nur »halbschichtige« Tätigkeit muß in Erwägung gezogen werden, solange die Inkontinenz nicht gebessert oder durch Hilfsmittel voll kompensiert werden kann.

Eine andere, wesentlich häufiger praktizierte Empfehlung bei Inkontinenz ersten Grades ist die Krankschreibung, solange die Inkontinenz anhält. Grundsätzlich wird Krankengeld wegen derselben Krankheit bis zu 18 Monate innerhalb von drei Jahren gezahlt. Sollte sich die Inkontinenz binnen dieser 18 Monate nicht gebessert haben, und sollte keine Arbeitsplatzumsetzung möglich sein, so empfiehlt es sich, rechtzeitig vor Ablauf des Krankengeldanspruchs einen Rentenantrag zu stellen. Dieser Antrag muß meh-

rere Monate vor Ablauf der 18-Monatsfrist gestellt werden, da
mit einer längeren Bearbeitungszeit zu rechnen ist.
Sie sollten den Aufenthalt in der Tumornachsorgeklinik dazu nutzen, Ihre berufliche Situation zu überdenken und mit den dortigen
Fachkräften zu besprechen. Die in der Rehabilitationsklinik täti-
gen Ärzte und Sozialarbeiter werden mit Ihnen gemeinsam überlegen, ob Sie Ihren bisherigen Beruf weiter ausüben können und
sollten. Sie werden möglicherweise notwendige Hilfen für Sie in
die Wege leiten oder dafür sorgen, daß der Rentenantrag zügig be-
arbeitet wird.

4. Wie lange zahlt mein Arbeitgeber das Gehalt weiter? Wann und wie lange wird Krankengeld gewährt?

Der Arbeitgeber zahlt bei Krankheit mindestens sechs Wochen
den Lohn bzw. das Gehalt weiter. Nach dieser Zeit zahlt die gesetzliche Krankenkasse 70 % des entgangenen regelmäßigen
Arbeitsentgelts bis zu maximal 78 Wochen innerhalb von drei Jahren, gerechnet vom Tag der Arbeitsunfähigkeit an. Wenn danach
eine berufliche Tätigkeit aus Krankheitsgründen immer noch
nicht aufgenommen werden kann, wird eine Berentung eingeleitet,
es sei denn, daß eine Rehabilitationsmaßnahme erfolgt. Sind Versicherte nach ärztlichem Gutachten in ihrer Erwerbsfähigkeit als
erheblich gefährdet oder gemindert anzusehen, kann ihnen die
Krankenkasse eine Frist von zehn Wochen setzen, innerhalb der
ein Antrag auf Maßnahmen zur Rehabilitation gestellt werden
muß. Stellt der Versicherte den Antrag nicht innerhalb der Frist,
entfällt der Anspruch auf Krankengeld mit Ablauf der Frist; ist
das Beschäftigungsverhältnis gelöst, so endet mit diesem Zeitpunkt auch die Mitgliedschaft. Bei späterer Antragstellung lebt
der Anspruch auf Krankengeld, nicht jedoch die Versicherung
wieder auf.

Für Beamte gelten insofern andere Regelungen, als die Dienstbezüge in voller Höhe und zeitlich unbefristet weitergezahlt werden. Wenn längerfristig eine Dienstunfähigkeit zu erwarten ist, wird man allerdings in der Regel in den Ruhestand versetzt; man bekommt also eine Pension.

Wird ein Arbeitnehmer innerhalb eines Jahres wiederholt wegen derselben Krankheit arbeitsunfähig, so verliert er nach sechs Wochen den Anspruch auf Entgelt. Er ist verpflichtet, dem Arbeitgeber die Arbeitsunfähigkeit und die Dauer der Erkrankung unverzüglich (vor Ablauf des dritten Tages) durch eine ärztliche Bescheinigung nachzuweisen.

Seit dem Gesundheitsreformgesetz (GRG) 1989 ist eine erneute Zahlung von Krankengeld nach Ablauf von drei Jahren wegen derselben Krankheit nur möglich, wenn der Versicherte zwischendurch sechs Monate nicht wegen dieser Krankheit arbeitsunfähig war und wenn er arbeitstätig oder arbeitssuchend gemeldet war. Tritt während der Arbeitsunfähigkeit eine weitere Krankheit hinzu, so wird die Leistungsdauer nicht verlängert.

Bei Privatversicherten ist das Krankengeld bzw. die Lohnfortzahlung vom individuellen Vertrag abhängig.

Nach Ablauf von drei Jahren lebt der Anspruch auf Krankengeld wieder auf, wenn bei Beginn des neuen Drei-Jahres-Zeitraumes eine Versicherung mit Anspruch auf Krankengeld besteht und der Versicherte in der Zwischenzeit mindestens sechs Monate wegen derselben Krankheit nicht arbeitsunfähig war und er mindestens sechs Monate einer Erwerbstätigkeit nachgegangen ist bzw. der Arbeitsvermittlung zur Verfügung gestanden hat.

5. Was passiert, wenn ich kein Krankengeld mehr erhalte?

Steht das Ende des Krankengeldbezugs, also die sogenannte Aussteuerung bevor, so müssen Sie einen Rentenantrag oder Arbeitslosengeld beantragen!

Ihre Krankenversicherung wird Sie ca. sechs bis neun Wochen vor
der bevorstehenden »Aussteuerung« hierüber informieren. Dann
muß übrigens, bei bestehender Arbeitsunfähigkeit, dafür gesorgt
werden, daß weiterhin Krankenversicherungsschutz besteht. Dies
kann auf dreierlei Weise erfolgen:
1. durch freiwillige Weiterversicherung,
2. durch Familienversicherung,
3. indem Sie Arbeitslosengeld nach § 125 SGB III beantragen.
   Wichtig: Sie behalten Ihren Arbeitsplatz (nicht kündigen), sind
   aber nach der Aussteuerung nicht auf Erspartes oder auf Sozialhilfe angewiesen und weiter pflichtversichert in der gesetzlichen Kranken- und Rentenversicherung.

6. Kann mir mein Arbeitgeber kündigen, obwohl ich Schwerbehinderter bin?

Anerkannt Schwerbehinderte sind gegen Kündigung durch das
Kündigungsschutzgesetz besonders geschützt. Der Arbeitgeber
muß vor dem Aussprechen der Kündigung die Zustimmung des
Integrationsamtes (früher Hauptfürsorgestelle genannt) beantragen.
Die in dem Kündigungsschutzgesetz festgelegten Schutzbestim-
mungen bedeuten nicht, daß Ihnen als »gesetzlich anerkanntem
Schwerbehinderten« nicht gekündigt werden kann. Die Kündigung ist lediglich nicht so leicht vollziehbar, da die Mitarbeiter des
Integrationsamtes (früher Hauptfürsorgestelle genannt) die vom
Arbeitgeber angegebenen Kündigungsgründe genau und kritisch
überprüfen. Bei dieser Überprüfung werden die Interessen des Ar-
beitgebers und die des Arbeitnehmers gegeneinander abgewogen.
Die Mitarbeiter des Integrationsamtes werden jedoch einem Kündigungsantrag von kleineren Betrieben möglicherweise eher zu-
stimmen als einem Kündigungsantrag eines Großunternehmens.
Dies gilt vor allem dann, wenn ein kleinerer Betrieb nachweisen
kann, daß seine wirtschaftliche Situation und seine Ertragslage

durch die Weiterbeschäftigung eines anerkannt Schwerbehinderten dauerhaft gefährdet werden würde.

Bei einer Weiterbeschäftigung im gleichen Betrieb, aber auf einem anderen Arbeitsplatz (»Umsetzung«) ist zu beachten, daß es keinen Berufsschutz mehr gibt. Einbußen bei der Art der Arbeit und beim Einkommen müssen also bis zu einem bestimmten Prozentsatz des bisherigen Nettoentgelts hingenommen werden, wenn man nicht arbeitslos werden möchte.

7. Ich möchte gerne arbeiten, bin mir jedoch nicht sicher, ob ich tatsächlich einen vollen Arbeitstag durchstehen kann. Was ist unter einer stufenweisen Wiederaufnahme der Arbeit zu verstehen?

Um Menschen nach einer schweren Erkrankung den Einstieg in ihren alten Arbeitsplatz zu erleichtern, gibt es die Möglichkeit der stufenweisen Wiedereingliederung.

Die Wiederaufnahme der Arbeit kann zum Beispiel in der Art erfolgen, daß Sie zuerst zwei bis drei Stunden täglich arbeiten, dann nach einiger Zeit vier bis sechs Stunden, dann sechs bis acht Stunden und schließlich Ihre Arbeit wieder vollschichtig aufnehmen. Während dieser Zeit erhalten Sie Krankengeld, das von der Krankenkasse bezahlt wird. Primär geht es bei dieser Maßnahme ja um eine Arbeitserprobung. Dem Arbeitgeber entstehen während dieser Zeit, in der er Ihre Arbeitskraft nicht vollständig in Anspruch nehmen kann, keine Kosten.

In der Zeit der stufenweisen Belastung (auch Hamburger Modell genannt) bleiben Sie offiziell krankgeschrieben. Dies ist insofern von Bedeutung, als Sie maximal ja nur 78 Wochen Krankengeld beziehen dürfen und danach ausgesteuert werden. Lassen Sie sich beraten, ob andere Möglichkeiten günstiger für Sie sind, z.B. die Verrechnung Ihres Urlaubs: einen halben Tag Urlaub, einen halben Tag arbeiten. Dies hat den Vorteil, daß Sie den vollen Lohn bekommen.

8. Mein Arzt rät mir dazu, die Rente einzureichen. Wieviel Geld kann ich erwarten?

Dies hängt von vielen Faktoren ab, unter anderem von der Art der Rente und vom beitragspflichtigen Einkommen des einzelnen Versicherten und der Entwicklung der Löhne und der Abgaben.

Schwerbehinderte Berufs- und Erwerbsunfähige können mit dem 63. Lebensjahr ohne Abschläge in Rente gehen, wenn sie die Wartezeit von 35 Jahren erfüllt haben. Vorher müssen sie – im Gegensatz zu früher – Abschläge in Kauf nehmen.

Übrigens ist die Erwerbsunfähigkeitsrente im Regelfall auf drei Jahre befristet worden. Natürlich kann sie danach verlängert werden. Ist der Versicherte in der Lage, am Tage noch drei bis sechs Stunden zu arbeiten, so gibt es für ihn nur eine Teilrente.

Ein vorzeitiger Rentenbezug ist ab dem 60. Lebensjahr zwar noch möglich, jedoch um den Preis der Reduzierung der Rente um 0,3 % für jeden Monat vor der für Sie maßgeblichen Altersgrenze, also um 3,6 % pro Jahr. Diese maßgebliche Altersgrenze hängt davon ab, wann Sie geboren sind und ob Sie einen Schwerbehindertenstatus vor oder nach dem 16. November 2000 erworben haben. Die ursprüngliche Altersgrenze von 60 Jahren für Schwerbehinderte wurde seit 2001 bei nach dem 31. Dezember 1940 Geborenen in Monatsschritten auf das 63. Lebensjahr angehoben.

Bei Renten, die vor dem 65. Lebensjahr in Anspruch genommen werden, darf nur eine bestimmte Geldsumme hinzuverdient werden (2004 = € 340,–). Ein höherer Hinzuverdienst gefährdet den Anspruch auf die Auszahlungen der vollen Rente. Ab dem 65. Lebensjahr kann man unbegrenzt dazuverdienen.

9. Welche Mindestvoraussetzungen müssen erfüllt sein, um überhaupt in den Genuß der Rente (Erwerbsunfähigkeitsrente) zu kommen?

Voraussetzung für eine Rentenzahlung ist zunächst eine Mindestversicherungszeit (Wartezeit) von 60 Kalendermonaten (fünf

Jahren). Versicherungszeiten sind hauptsächlich Beitragszeiten (Pflichtbeiträge oder freiwillige Beiträge) und Kindererziehungszeiten.

Ferner muß der Versicherte zuletzt vor Eintritt der Erwerbsunfähigkeit eine versicherungspflichtige Beschäftigung oder Tätigkeit ausgeübt haben. Das ist der Fall, wenn in den letzten 60 Kalendermonaten vor Eintritt der Erwerbsunfähigkeit mindestens 36 Pflichtbeiträge entrichtet wurden. War der Versicherte in den letzten fünf Jahren krank oder arbeitslos, dann verlängert sich der Zeitraum von 60 Kalendermonaten – bei Einführung weiterer Voraussetzungen – um diese Zeiten.

Wichtig für die Rentenzahlung ist eine rechtzeitige Antragstellung. Wird der Antrag nicht innerhalb von drei Monaten nach Eintritt der Berufs- oder Erwerbsunfähigkeit gestellt, beginnt die Rente erst mit dem Tag der Antragstellung.

Seit dem 1. Januar 2001 werden Renten wegen *teilweiser* bzw. *voller Erwerbsminderung* unterschieden. Sie sind im Regelfall zeitlich befristet (auf höchstens drei Jahre). Natürlich können sie danach verlängert werden.

Eine *volle Erwerbsminderung* liegt dann vor, wenn der Betroffene außerstande ist, mindestens drei Stunden täglich erwerbstätig zu sein. Er erhält eine volle Rente, die der Höhe nach in etwa der Altersrente entspricht, wenn er bereits 60 Jahre alt wäre. *Teilweise erwerbsgemindert* ist er dann, wenn er nur noch drei bis unter sechs Stunden täglich erwerbstätig sein kann. Auch wird die Anrechnung von Einkommen neu geregelt. Nur für Versicherte, die älter als 40 Jahre sind, bleibt der Schutz bei Berufsunfähigkeit bestehen. Versicherte, die am 1. Januar 2001 das 40. Lebensjahr vollendet haben, erhalten eine halbe Erwerbsminderungsrente auch dann, wenn sie in ihrem bisherigen oder einem zumutbar anderen Beruf nicht mehr als sechs Stunden täglich arbeiten können. In diesen Fällen wird also nicht auf den allgemeinen Arbeitsmarkt verwiesen.

Die früher geltende Berufsunfähigkeitsrente ist somit abgeschafft und die Erwerbsunfähigkeitsrente im Regelfall auf drei Jahre befristet worden.

10. Was ist unter einer »Rente auf Zeit« zu verstehen?

Wenn Aussicht besteht, daß die Erwerbsminderung in absehbarer Zeit behoben werden kann, konnte in der Vergangenheit der Rentenversicherungsträger die Rente befristet auf Zeit gewähren. Ab dem 1. Januar 2001 sind Renten wegen verminderter Erwerbsfähigkeit grundsätzlich als Zeitrenten zu leisten. Die Befristung erfolgt für längstens drei Jahre ab Rentenbeginn.

11. Ich wurde von meiner Krankenkasse dazu aufgefordert, einen Antrag auf Maßnahmen zur medizinischen Rehabilitation beim Rentenversicherungsträger zu stellen. Muß ich dieser Aufforderung Folge leisten? Welche Konsequenzen hat dieser Antrag?

Im allgemeinen erhalten Sie eine derartige Aufforderung wenige Monate vor Ablauf der 78-Wochen-Frist. Sie müssen dieser Aufforderung innerhalb von zehn Wochen Folge leisten, da sonst die Kasse berechtigt ist, das Krankengeld ruhen zu lassen.

Der ärztliche Dienst des Rentenversicherungsträgers prüft nach Eingehen des Antrags, ob eine Rehabilitationsmaßnahme angezeigt ist. Kommt er zu diesem Schluß, wird er Ihnen einen mindestens dreiwöchigen stationären Aufenthalt in einer geeigneten Rehabilitationsklinik empfehlen. Diese Klinik hat nach Ihrem Aufenthalt eine Stellungnahme zu Ihrer beruflichen Einsatzfähigkeit abzugeben.

Sind Sie nach Auffassung des Rentenversicherungsträgers nicht rehabilitationsfähig oder ist nach seiner Auffassung keine Besserung durch eine medizinische Rehabilitationsmaßnahme zu erwarten, kann der Rentenversicherungsträger Ihren Antrag auf Maßnahmen zur medizinischen Rehabilitation in einen Antrag auf Rente

umdeuten. Sollte dies der Fall sein, lassen Sie sich ausführlich von
Ihrer Krankenkasse und dem Rentenversicherungsträger beraten.
Sofern Sie von sich aus einen Antrag auf Maßnahmen zur medizinischen Rehabilitation stellen wollen, müssen Sie nicht warten, bis
die Krankenkasse Sie dazu auffordert. Sie können dies selbstverständlich auch von sich aus tun. Wenden Sie sich dazu an einen
Rehabilitationsberater bei Ihrer Krankenkasse.

**12. Ich habe gehört, daß man ab einem bestimmten
Alter die tarifliche Arbeitszeit halbieren kann,
ohne deswegen wesentliche finanzielle Einbußen
zu haben. Angeblich sei dies dank dem Alters-
teilzeitgesetz möglich. Was besagt dieses Gesetz
im einzelnen?**

Altersteilzeit heißt: Arbeitnehmer können ihre tarifliche Arbeitszeit halbieren. Wann dies geschieht, kann der Arbeitnehmer frei
mit dem Arbeitgeber vereinbaren. Es können unterschiedliche wö-
chentliche Arbeitszeiten oder eine unterschiedliche Verteilung der
wöchentlichen Arbeitszeit vereinbart werden. Halbtagsarbeit ist
also ebenso möglich wie z.B. der Wechsel zwischen einer Woche
Ganztagsarbeit und einer Woche Freizeit. Das neue Gesetz räumt
sogar die Möglichkeit ein, Arbeit und Freistellung innerhalb eines
Zeitraumes von bis zu drei Jahren aufzuteilen. Beispiel: Der Arbeitnehmer arbeitet zunächst anderthalb Jahre voll weiter, die
nächsten anderthalb Jahre ist er von der Arbeit ganz freigestellt.
Der Arbeitgeber *muß* ab der Vollendung des 60. Lebensjahres diesem Antrag stattgeben, wenn man in den letzten fünf Jahren mindestens drei Jahre lang einer versicherungspflichtigen Vollzeitbe-
schäftigung nachgegangen ist und wenn der Arbeitgeber die För-
derleistungen beim Arbeitsamt beantragt.
Tarifverträge, in bestimmten Fällen auch Betriebs- oder Individu-
alvereinbarungen, können sogar einen Verteilzeitraum von bis zu

zehn Jahren vorsehen. Beispiel: Vollzeit vom 55. bis zum 60. Le-
bensjahr, anschließend vom 60. bis zum 65. Lebensjahr von der
Arbeit freigestellt, um dann die volle Altersrente zu beziehen. Der
Teilzeitverdienst wird – unabhängig von der Gestaltung der
Arbeitszeit – über die gesamte Dauer der Altersteilzeitarbeit fort-
laufend gleichmäßig gezahlt.

13. Wie hoch ist nach dem Altersteilzeitgesetz der Verdienst für die »halbe Arbeit«?

Die Bezüge werden während der Gesamtdauer des Altersteilzeit-
arbeitsverhältnisses zur Hälfte bezahlt. Allerdings erhöhen sie sich
durch die Aufstockungsleistungen der Arbeitgeber.
Vom Arbeitgeber sind die Bezüge um brutto 20 %, mindestens
aber pauschal auf 70 % des Vollzeit-Nettoverdienstes aufzu-
stocken. Der Aufstockungsbetrag muß so hoch sein, daß der Arbeitnehmer insgesamt 83 % des Nettobetrages des ihm bei regelmäßiger Arbeitszeit zustehenden Vollzeitarbeitsentgelts erhält
(Mindestnettobetrag).
Der Aufstockungsbetrag ist steuer- und sozialversicherungsfrei.
Damit sich Altersteilzeitarbeit auf dem Rentenkonto nicht gravie-
rend nachteilig auswirkt, muß der Arbeitgeber die Rentenbeiträge
auf mindestens 90 % des letzten Bruttolohnes aufstocken. Tarifverträge und Betriebsvereinbarungen können höhere Aufstok-
kungsbeträge vorsehen.
Bei der Berechnung des Aufstockungsbetrages bleiben steuerfreie
Bezüge, Vergütungen für Mehrarbeits- und Überstunden, Bereit-
schaftsdienste und Rufbereitschaften sowie bei Arbeitern die
Arbeitsbereitschaften, die den Bereitschaftsdiensten der Angestell-
ten entsprechen, unberücksichtigt.

14. Wer berät mich bei Rentenfragen, und was kostet diese Beratung?

Es gibt mehrere Anlaufstellen:

- die Rentenanstalten (BfA, LVA, Knappschaft),
- die Auskunfts- und Beratungsstellen der Rentenanstalten,
- das öffentliche Versicherungsamt,
- die Versicherungsältesten,
- zugelassene private Rentenberater.

Die Beratung bei den zuerst genannten Anlaufstellen ist kostenlos. Sie können sich bei ihnen die Höhe der Rente im Falle einer Erwerbsunfähigkeit ausrechnen lassen.

Bei letzteren, den staatlich geprüften, privaten Rentenexperten, muß ein Honorar nach der amtlichen Gebührenordnung bezahlt werden. Normale Beratungsfälle kosten etwa € 250,– bis € 500,– (Stand 2004, Telefon 02 21/2 40 66 42, Internet: http://www.rentenberater.de).

Erwähnt werden sollte noch die Auskunftsstelle des Bürgertelefons beim Bundesministerium für Arbeit und Sozialordnung. Sie können sich hier telefonisch wochentags von 8 bis 20 Uhr bei Fragen zur Rente (08 00/1 51 51 50), zur Pflegeversicherung (08 00/1 51 51 58), zur Arbeitslosenhilfe (08 00/1 51 51 54) und Teilzeit, Altersteilzeit, Scheinselbständigkeit (08 00/1 51 51 53) zum Nulltarif beraten lassen.

17 Wie verhalte ich mich dem Betroffenen gegenüber?

Fragen und Ratschläge zu Verhaltensweisen von Angehörigen

1. Ist Krebs ansteckend? Insgeheim habe ich doch etwas Angst, daß ich auch erkranken könnte.

Krebs ist nicht ansteckend. Dies ist eindeutig erwiesen!
Benehmen Sie sich dem Betroffenen gegenüber normal! Normal,
d. h. weder zu fürsorglich und schonend noch abweisend. Krebs ist
eine Erkrankung wie viele andere Krankheiten auch. Tun Sie alles,
um eine Isolierung zu verhindern! Motivieren Sie ihn, selber so-
weit wie möglich am familiären und gesellschaftlichen Leben teilzunehmen! Sorgen Sie dafür, daß der Bekanntenkreis den Patienten nicht fallen läßt! Nehmen Sie den Bekannten, Freunden und
Angehörigen die Angst, dem Betroffenen hilflos gegenüber zu
stehen! Geben Sie dem Betroffenen das Gefühl, selber Entscheidungen treffen zu können und nicht manipuliert zu werden. Übertriebene Schonung ist mindestens ebenso gefährlich wie Überbelastung. Gegen eine Überbelastung wehrt sich der Körper von alleine!
Vielleicht hat der Kranke den Wunsch nach Veränderungen in seiner Lebensführung. Das kann auch für Sie positive Veränderungen
mit sich bringen. Wenn z. B. der Konsum von Alkohol und Zigaretten reduziert wird oder die Ernährung umgestellt werden soll,

bedeutet das auch für Sie wahrscheinlich eine gute Gesundheits-
vorsorge. Machen Sie mit, und finden Sie heraus, inwieweit Sie
diese Änderungen auf sich übertragen wollen!

2. *Als unser Hausarzt mir die Krebsdiagnose meines Ehemannes mitteilte, war dies ein großer Schock. Ich weiß nicht, wie alles weitergehen soll, nicht nur in menschlicher, sondern auch in wirtschaftlicher Hinsicht. Bislang hat mein Mann immer alles allein geregelt; ich wage nicht, die durch die Krebserkrankung entstandenen bzw. möglicherweise entstehenden Probleme mit ihm zu besprechen.*

Die Krebserkrankung als solche sollte kein Hindernis sein, die
Probleme mit Ihrem Mann offen zu besprechen. Wägen Sie ab,
welche Gründe dafür und dagegen sprechen.
Ihr Mann weiß doch von der Krebserkrankung. Wenn Sie ihm alle
Probleme vorenthalten und nicht mit ihm sprechen, so kann dies
nicht nur wirtschaftliche Nachteile, sondern auch menschliche
Probleme aufwerfen. Ihr Mann, der wahrscheinlich doch etwas erfahren würde, könnte dann seine Situation noch hoffnungsloser
sehen, als sie tatsächlich ist.
Ihr Mann muß das Gefühl haben, ernst genommen und noch ge-
braucht zu werden. Auch ist es doch keineswegs so, daß die Diagnose eines Prostatakrebses mit einem Todesurteil gleichzusetzen
ist. Ich kenne sehr viele Männer, die, obwohl an Prostatakrebs erkrankt, ja, bei denen sogar der Tumor nicht entfernt werden
konnte, dennoch sehr lange sehr leistungsfähig blieben.

3. Wie soll ich mich meinem erkrankten Partner gegenüber verhalten?

Nicht nur der Betroffene, sondern auch Sie brauchen jetzt Zeit, mit der Situation fertig zu werden. So wie der Patient lernen muß, mit seiner Krebserkrankung zu leben, so müssen Sie lernen, mit dem Betroffenen umzugehen. Informieren Sie sich über die Krankheit, die Therapie, die möglichen Komplikationen und Hilfen. Für viele Betroffene und Angehörige bedeutet es eine Erleichterung, wenn sie von Anfang an bei den Aufklärungsgesprächen und später bei den Beratungen mit dabei sind.

Häufig äußert der Betroffene Ängste, die sein Verhalten bestimmen. Reden Sie ihm seine Ängste und Sorgen nicht aus, verharmlosen Sie die Situation nicht. Dies darf allerdings nicht bedeuten, daß Sie in Klagegeschrei ausbrechen oder Hilf- und Hoffnungslosigkeit demonstrieren. Sie sollten ihm Mut machen und positive Wege aufweisen.

Häufig besteht die unausgesprochene Angst, wer ihn in den letzten Tagen vor dem Tod begleiten wird; ob er einsam sein wird, ob er Pflegefall wird und anderen zur Last fällt, ob er jemand anderem seine Bedürfnisse, Beschwerden, Schmerzen und Ängste mitteilen kann. Sie sollten Ihrem Angehörigen das Gefühl geben, daß Sie für ihn stets da sein werden und daß er jederzeit mit Ihnen offen sprechen kann. Geheimnisse voreinander zu haben erweist sich auf die Dauer als ungünstig.

Haben Sie Verständnis dafür, daß gerade in der ersten Zeit die Gefühle des Erkrankten sehr stark schwanken können: Von Hoffnungslosigkeit bis hin zu übertriebenem Optimismus wird die Stimmung des Krebskranken sich häufig ändern.

Eine idealtypische Empfehlung für Ihr Verhalten kann niemand geben; dies nicht zuletzt auch deswegen, weil die Bedürfnisse des Krebspatienten in den verschiedenen Phasen der Erkrankung unterschiedlich sind.

4. Mein Mann fragt mich häufig um Rat, obwohl ich kaum über die medizinischen Probleme Bescheid weiß.

Wichtig ist, daß Sie sich die Überlegungen und Bedenken Ihres Mannes anhören. Schon allein das Aussprechen von Problemen und Fragen hilft dem Betroffenen häufig, Dinge klarer zu sehen und letztendlich eigene Entscheidungen zu treffen.

Wichtig ist, daß Sie Ihren Mann davor bewahren, notwendige therapeutische Entscheidungen zu unterlassen oder zu verzögern bzw. vor der Entscheidung zu fliehen.

Suchen Sie das Gespräch mit dem behandelnden Arzt. Es wird Ihnen nicht nur mehr Klarheit bringen, sondern Sie können dann auch in Ruhe mit dem Betroffenen über die anstehenden Maßnahmen sprechen.

Achten Sie darauf, daß Ihr Mann sich nicht von Quacksalbern, Geldmachern oder Wirrköpfen in seinen Entscheidungen beeinflussen läßt.

5. Bei meinem Mann ist es zu einem Rezidiv gekommen. Er hat große Angst. Was kann ich tun, wie kann ich ihm helfen?

Sie sollten seine Ängste nicht völlig zu ignorieren versuchen und bestehende Probleme nicht leugnen, sondern ihm intensiv zuhören und die Situation besprechen. Das Falscheste wäre sicherlich, Hilflosigkeit und Sprachlosigkeit zu demonstrieren oder ihm gar auszuweichen. Im Gegenteil, Ihr Mann braucht Ihre bloße Gegenwart und das Bewußtsein, nicht ausgeliefert und isoliert zu sein. Wichtig sind das Gespräch und die persönliche Zuwendung. Manchmal hilft es, Probleme zu versachlichen. Auch bei einem potentiell nicht mehr heilbaren Rezidiv gibt es Therapiemöglichkeiten, die die Überlebenszeit verlängern und verbessern helfen.

*6. Der Arzt sagte mir, daß das Tumorleiden bei
meinem Mann sehr fortgeschritten sei.
Erstaunlich ist jedoch, daß mein Mann seit der
Schmerztherapie nicht nur völlig schmerzfrei
geworden ist, sondern zunehmend unternehmungs-
lustig wird und alle möglichen Verwandten und
Freunde besuchen will.*

Versuchen Sie auf keinen Fall, ihn davon abzuhalten! Zu große
Rücksichtnahme und Vorsichtsmaßnahmen (Overprotection)
können negative Auswirkungen haben. Sie führen zwangsläufig zu
einer Isolierung, Resignation, Verminderung des Selbstwertgefühls
und zu Depressionen. Wenn der körperliche Zustand es Ihrem
Mann erlaubt, an gesellschaftlichen Aktivitäten teilzunehmen, so
sollten Sie ihn daran nicht hindern. Sie selbst sollten auch dann
mitmachen, wenn Ihnen nicht danach ist. Ihr Mann wird schon
sagen, wenn es ihm zuviel wird.
Die heute zur Verfügung stehenden Schmerzmittel und die verschiedenen Darreichungsformen erlauben eine wesentlich aktivere
Lebensweise, als das früher der Fall war. Der Schmerz entkräftet
den Patienten und macht ihn depressiv. Schmerzfreiheit aktiviert
hingegen und schafft Lebensfreude. Durch die Aktivität Ihres
Mannes und durch die Ablenkung kann übrigens die Schmerzschwelle erhöht und der Schmerzmittelbedarf eher gesenkt werden.

7. Ich wehre mich gegen den Rat des Arztes, meinem Mann mitzuteilen, daß die Schmerzen Folgen der Krebserkrankung bzw. einer Wiedererkrankung sind. Ich befürchte, daß er bei einer Aufklärung möglicherweise seinem Leben ein Ende setzen würde.

Statistiken zeigen, daß die Suizidrate bei über ihre Krebserkrankung aufgeklärten Patienten nicht über der des Bevölkerungsdurchschnitts liegt.

Meist ist das Problem nicht, ob man, sondern wie man den Patienten informiert. Die Aufklärung muß individuell erfolgen, wobei die Primärpersönlichkeit des Kranken zu berücksichtigen ist. Wenn Sie etwas Negatives mitteilen müssen, so tun Sie dies immer nur mit gleichzeitigen Lösungsvorschlägen. Die »nackte Wahrheit« kann in der Tat sonst vernichtend sein.

8. Mein Mann muß sehr viele Medikamente einnehmen. Ich bin mir nicht sicher, ob er auch tatsächlich alle Schmerzmittel regelmäßig einnimmt.

Eine Möglichkeit ist, daß Sie die Tabletten für den folgenden Tag schon abends abpacken und ihm jeweils zu den Einnahmezeiten hinlegen. Achten Sie darauf, daß er die Schmerzmedikamente regelmäßig und nicht erst bei Bedarf einnimmt! Machen Sie einen Zeitplan, legen Sie ihm gegebenenfalls die Medikamente selbst hin. Bei regelmäßiger Einnahme von Schmerzmitteln sind die Nebenwirkungen geringer.

9. Mein Bekannter ist neuerdings so aggressiv und abweisend, daß ich das Gefühl habe, daß er keinen Wert auf meinen Besuch im Krankenhaus legt.

Seelische Veränderungen des Prostatakarzinompatienten sind ganz normal und eher die Regel als die Ausnahme. Sie sind in gewisser Weise der normalpsychologische Ausdruck dessen, daß man sich mit seiner Krankheitssituation auseinandersetzt. Gereiztheit und aggressives Verhalten sind meist kein böser Wille, sondern eher eine Form der Auseinandersetzung mit der Angst und Sorge.

Sehr häufig fühlt sich der Kranke unverstanden und nicht angenommen, was den Zustand noch verschlimmert. Schließlich kann auch die Hormonumstellung zu der Gereiztheit beitragen.

Unterschätzen Sie nicht die positiven Auswirkungen des Besuchs. Auch wenn Ihnen das Verhalten des Patienten manchmal abweisend vorkommen mag oder wenn dieser sich manchmal sogar beleidigend und aggressiv Ihnen gegenüber verhält, brechen Sie den Kontakt nicht ab!

Für den Patienten ist es extrem wichtig, daß er den Kontakt zu seiner Umwelt aufrechterhält, daß bestehende Kontakte und Freundschaften erhalten bleiben, daß er seine Sorgen, Gefühle und Ängste aussprechen und äußern kann, daß er mit seinen Problemen nicht allein zu sein glaubt.

10. Mein Freund ist inkontinent geworden; er behauptet jedoch hartnäckig, daß er diese Probleme gar nicht habe, obwohl der typische Geruch keine Zweifel daran aufkommen läßt.

Inkontinent zu sein bedeutet nach wie vor ein gesellschaftliches Tabu, einen Makel, der verdrängt wird. Viele empfinden es als peinlich, darüber zu reden. Die Folge ist, daß private Kontakte

häufig hierdurch vermindert und vermieden werden. Der Betroffene grenzt sich so mehr und mehr aus, bis schließlich die Isolation
perfekt ist.

Wenn Sie etwas Gutes tun wollen, so sprechen Sie offen mit Ihrem
Freund über die Probleme, von denen immerhin 10 % aller Män-
ner ab dem 60. Lebensjahr betroffen sein sollen! Geben Sie ihm
Adressen von Selbsthilfegruppen (siehe Kapitel »Adressen«), bzw.
seien Sie ihm behilflich, einen fachlichen Ansprechpartner, also ei-
nen kompetenten Arzt zu suchen! Sie werden sehen, daß Ihr
Freund letztendlich für eine offene Aussprache mit gleichzeitigen
Hilfsangeboten sehr dankbar sein wird.

Erklärung von Fachausdrücken

Adenokarzinom: Häufigste Gewebeform des Prostatakarzinoms.

Adenom: Gutartiger Drüsentumor. Prostataadenome werden auch Prostatahyperplasie oder Altersprostata genannt.

adjuvante Therapie: Eine die Operation oder Strahlentherapie unterstützende Behandlung, wobei aufgrund der vorausgegangenen Therapie ein manifester Tumor nicht mehr nachweisbar ist. Diese Behandlung kann hormonell (adjuvante Hormontherapie), zytostatisch (adjuvante Chemotherapie), immunologisch (adjuvante Immuntherapie) oder strahlentherapeutisch (adjuvante Strahlentherapie) sein.

Afterloading: Lokalisierte Strahlentherapie. Durch die Harnröhre werden radioaktive Substanzen (Radionuklide) in den Tumor oder in der Nähe des Tumors eingepflanzt. Dies ermöglicht eine hochkonzentrierte, ausschließlich auf die Tumorregion lokalisierte Bestrahlung. Das umliegende gesunde Gewebe wird weitgehend von den Strahlenauswirkungen verschont.

alternative Medizin: Auch Außenseitermedizin oder Paramedizin genannt. In der Krebstherapie bedeutet alternativ einen anderen als den in unserer Gesellschaft offiziell anerkannten, naturwissenschaftlich untermauerten, auch schulmedizinisch genannten Weg. Was bei uns alternativ genannt wird, gilt unter Umständen in anderen Ländern, so z.B. in China, in Indien oder in weniger entwickelten Regionen, als offiziell anerkannte Therapie. Die biologische Krebstherapie wird in der westlichen Welt allgemein als alternative Krebstherapie bezeichnet. Zur alternativen Krebstherapie zählen Krebsdiäten, physikalische Therapiemaßnahmen, wie z. B. die Überwärmungstherapie, die Ozontherapie, die Sauerstoff-Mehrschritt-Therapie, aber auch andere mehr oder weniger magische Behandlungen mit Wasseradern, Erdstrahlen oder Pendelung.

Altersprostata: Gutartige Vergrößerung der Prostata, die im Alter häufig auftritt; sie wird auch Prostatahyperplasie, -hypertrophie, -adenom, -fibrom oder -myom genannt.

Androgenblockade: Blockierung der Androgenproduktion und damit Beeinflussung des Prostatawachstums.

Androgene: Hormone, die die Ausbildung der sekundären Geschlechtsmerkmale des Mannes fördern. Das wichtigste Androgen ist das Testosteron. Chemisch handelt es sich um ein Steroid. Durch Androgenentzug kommt es zu einer Verkleinerung, ja Verkümmerung der Prostata.

Anschlußheilbehandlung (AHB): Vier- bis sechswöchiger stationärer Aufenthalt in einer onkologischen Rehabilitationsklinik. Während der AHB sollte der Prostatakarzinompatient lernen, mit dem Tumor oder mit therapiebedingten Störungen und Behinderungen wie z. B. Inkontinenz, aber auch dem psychischen Druck, der Angst sowie den notwendigerweise zu ergreifenden prophylaktischen Maßnahmen zurechtzukommen. Die AHB darf nicht mit einem Erholungsaufenthalt verwechselt werden.

Antiandrogene: Substanzen, die die Wirkung der natürlichen Androgene aufheben; reine Antiandrogene haben meist keinen negativen Einfluß auf die Libido und sexuelle Potenz.

Antihormone: Hemmstoffe der Hormone; es können natürliche Hormone oder synthetische Stoffe sein.

Astronautenkost: Hochenergetische und nährstoffreiche, mit Vitaminen angereicherte Zusatznahrung.

autogenes Training: Übungen, die bei den Betroffenen eine Entspannung und Angstbefreiung bewirken sollen. Durch Übungsformeln wie »Meine Glieder sind ganz schwer«, »Ich fühle mich warm durchströmt«,

»Mein Atem ist tief und gleichmäßig« wird eine Selbstbeeinflussung bewirkt. Durch ständiges Selbsteinreden soll das Bewußtsein positiv beeinflußt werden. Sätze wie »Mir geht es gut, morgen geht es mir noch besser«, »Ich will gesund werden«, »Ich brauche keine Angst zu haben« setzen sich fest und beginnen ganz unbewußt zu wirken.

Ballaststoffe: Unverdauliche pflanzliche Bestandteile der Speisen, die
u. a. die Darmtätigkeit anregen. Sie werden auch als Pflanzen- oder Nah-
rungsfasern, nicht verwertbare Kohlenhydrate, Schlacken- oder Faser-
stoffe bezeichnet. Durch Ballaststoffmangel bedingte Erkrankungen sind
Übergewicht, Diabetes, Hypercholesterinämie, Gallensteine, Verstopfung, Divertikulose, Hämorrhoiden, Dickdarmkrebs. Vollkorngetreide,
Vollkornprodukte, Gemüse und Obst sind die wichtigsten Lieferanten
für Ballaststoffe.

Beckenbodengymnastik: Physiotherapeutische Maßnahmen zur Kräftigung der Beckenbodenmuskulatur mit dem Ziel, die Harn- und/oder
Stuhlkontinenz positiv zu beeinflussen.

benigne: Anderer Ausdruck für gutartig.

Betatron: Bestrahlungseinrichtung zur Geschwulstbehandlung mit harten Strahlen.

Bisphosphonate: Medikamente, die zum Knochenschutz bei Skelettmetastasen oder auch in der Osteoporosebehandlung eingesetzt werden. Sie
wirken auf die Knochenfreßzellen ein und bremsen ihre Aktivität, so daß
es zu einer Schmerzlinderung, zu einer Verringerung des Frakturrisikos,
zur Beseitigung einer lebensgefährdenden Kalziumvergiftung und möglicherweise auch zu einer Verlangsamung des Metastasenwachstums
kommt.

Biopsie: Entnahme und mikroskopische Untersuchung von Gewebe, das
mittels einer Biopsienadel dem Körper entnommen wird. Durch Ultraschall oder auch Computertomographie läßt sich das Gewebe relativ ge-
zielt entnehmen.

Blasenkatheter: Mit Hilfe eines Katheters wird eine Verbindung ins Bla-
seninnere geschaffen, wodurch der Urin in einen Urinbeutel abfließen
kann.

Bougierung: Erweiterung der (meist narbig) verengten Harnröhre mit
einem speziellen Katheter (Bougie).

BPH: Benigne Prostatahyperplasie = gutartige Prostatavergrößerung = Prostataadenom.

Brachytherapie: Lokalisierte Strahlentherapie mit in den Tumor implantierten Radionukliden, wie z.B. ^{125}Jod.

Chemotherapie: Anderer Ausdruck für zytotoxische bzw. zytostatische Therapien. Sie beruht auf dem Prinzip der selektiven Toxizität von Tumorzellen und soll die Vermehrung der Tumorzellen verhindern sowie eine Verkleinerung des Tumors bewirken.

Cholesterin: Spezielle Blutfette, die überwiegend der Nahrung entnommen, aber auch im menschlichen Körper selbst hergestellt werden. Man findet Cholesterin manchmal vermehrt in verfetteten Organen (verkalkte Gefäße oder Gallensteine). Aus Cholesterin kann der Körper männliche und weibliche Geschlechtshormone aufbauen, weswegen der Prostatakarzinompatient auf eine Normalisierung des Cholesterinspiegels achten sollte.

Computertomographie: Im Gegensatz zur konventionellen Röntgenaufnahme Möglichkeit der zweidimensionalen Darstellung der jeweils untersuchten Organe. Die Computertomographie »zerschneidet« den Körper gewissermaßen scheibchenweise, jeweils von unterschiedlichen Aufnahmepunkten aus gesehen. Es findet eine Strahlenbelastung statt, die sich allerdings in Grenzen hält.

Dysurie: Mißempfinden beim Wasserlassen.

Einmalkatheter: Röhrenförmiges Instrument zur Einführung in die Blase, um diese zu entleeren, zu spülen oder um Medikamente einzubringen; er wird nur einmal verwendet.

Elektroresektion: Elektrisches Herausschneiden von Gewebe. Sie wird gerne zur Entfernung von Prostataadenomen benutzt.

Elektrostimulation: Verfahren, mit dem die Wiederherstellung der Kontinenz nach Prostatektomie beschleunigt werden soll.

endogen: Im Körper selbst, im Körperinneren entstehend.

endokrine Therapie: Anderer Ausdruck für Hormontherapie.

Endoskopie: Ausleuchtung und Ausspiegelung von Hohlorganen oder Körperhöhlen mit Hilfe des Endoskops. Die Ausspiegelung der Harnblase heißt Zystoskopie. Die hierfür benutzten Endoskope heißen Zystoskope.

Epidemiologie: Lehre von der Häufigkeit und der Verteilung von Krankheiten, deren Ursache und deren soziale Folgen in der Bevölkerung.

Epididymitis: Entzündung der Nebenhoden, oft als Komplikation nach Entfernung der Prostata oder bei Entzündung der Harnröhre oder der Samenblase. Die häufigsten Symptome sind rasch zunehmender, in die Leistenbeuge ausstrahlender Druck- und Spontanschmerz.

Estramustin (Estracyt®): Ein in der Therapie benutztes kombiniertes – Hormon und Zytostatikum enthaltendes – Krebspräparat.

Fistel: Abnormer, röhrenförmiger Gang, der von einem Hohlorgan oder einem Hohlraum ausgeht und an der Körperoberfläche ausmündet oder nur im Körperinneren verläuft und evtl. mehrere Organe verbindet. Eine Fistel kann z.B. von der Blase oder der ehemaligen Prostataloge zum Mastdarm oder auch durch die Bauchhaut gehen.

Frischzellentherapie: Unspezifische Immuntherapie, die die Abwehrzellen im Körper anregen soll. Bei der Frischzellentherapie werden gerne tierische Organzellen (z. B. von Thymus) gegeben. Sie können gespritzt, aber auch in Tablettenform genommen werden. Besonders beliebt ist die Gabe von Zellen ungeborener Lämmer. Diese Zellen sollen eine revitalisierende Wirkung haben. Der Nutzen dieser Frischzellentherapie konnte bislang – außer durch finanzielle Erfolge für die sie vertreibende Pharmaindustrie – niemals eindeutig belegt werden. Hingegen sind einige Zwischenfälle bekannt, und Wissenschaftler vermuten auch nicht unbeträchtliche gesundheitliche Spätschäden, wenn Thymuspräparate gespritzt werden.

Gesprächstherapie: Eine hilfreiche Methode zur Entspannung und zur Bewältigung von Problemen. Sie wird einzeln oder in Gruppen mit einem Psychologen oder Arzt durchgeführt und soll den Betroffenen dazu anleiten, sich mit seiner Krankheit und seinen Problemen bewußt auseinanderzusetzen und sie anzunehmen. Im Gespräch werden Ängste und Aus-

wege artikuliert und diskutiert. So können auch unbewußte Zusammenhänge einsichtig gemacht werden.

Grading: Abstufung der Bösartigkeit von Tumorgewebe. Man unterscheidet G1 bis G4, d.h. vier unterschiedliche Stadien der Ausreifung
(Differenzierung). Die Einstufung kann auch nach dem Gleason Score
vorgenommen werden, der ebenfalls das Tumorgewebe je nach Reife-
grad des Drüsengewebes einteilt.

Gynäkomastie: Anschwellen der Brustdrüse aufgrund eines erhöhten
Östrogenspiegels.

Hämatospermie: Blut im Sperma.

Hämaturie: Blut im Urin.

Hepatisch: Die Leber betreffend.

Hormone: Signalstoffe, die in spezialisierten, mit dem Blut- und Lymph-
strom verbundenen Zellen bzw. Geweben gebildet werden und – ohne
selbst verbraucht zu werden – in kleinen Mengen biochemische Reaktionen, z.B. auf physiologische Vorgänge, auslösen.

Hormontaub: Die Prostatakarzinomzellen reagieren nicht auf Hormone.

Hypertrophie: Auch Hyperplasie genannt. Größenzunahme eines Or-
gans, z.B. der Prostata (Prostataadenom oder Prostatahypertrophie).

Immunsystem: Körpereigenes Abwehrsystem gegen körperfremde
Stoffe. Es ist ein äußerst kompliziertes, aus vielen Bausteinen bestehen-
des System zellulärer und nicht zellulärer (humoraler) Elemente. Seine
Rolle bei der Krebs-»Abwehr« ist noch nicht ganz geklärt.

Immuntherapie: Behandlung einer Erkrankung durch Eingriff in das Immunsystem. Man unterscheidet eine unspezifische von einer spezifischen
Immuntherapie. Erstere soll alle Immunabläufe anregen, letztere nur
ganz spezifische Schritte in der Immunabwehr beeinflussen.

Impotenz: Unvermögen, den Geschlechtsakt auszuüben (Impotentia
coeundi) bzw. Unvermögen, Kinder zu zeugen (Impotentia generandi).

Inkontinenz: Unvermögen, Urin oder Stuhl zurückhalten zu können. Bei der Urininkontinenz unterscheidet man eine Dranginkontinenz, Reflexinkontinenz, eine Streß- oder Belastungsinkontinenz und eine Überlaufinkontinenz.

Iscador®: Ein spezielles Mistelpräparat, das ursprünglich vorwiegend von den Anthroposophen in die Krebsmedizin eingeführt wurde. Es nimmt unter den vielen Naturheilmitteln insofern eine Sonderstellung ein, als die Wirksamkeit dieses Präparates weltanschaulich begründet wird.

Kastration: Entzug der männlichen Geschlechtshormone. Dies kann operativ geschehen (Orchiektomie), durch gegengeschlechtliche Behandlung oder durch Unwirksammachen der männlichen Geschlechtshormone (chemische Kastration).

Katheter: Plastik- oder Gummischlauch zum Entleeren der Blase.

Kernspintomographie (NMR): Bildgebendes Untersuchungsverfahren, das – im Gegensatz zur Röntgen- und computertomographischen Untersuchung – nicht mit einer Strahlenbelastung verbunden ist. Dabei senden die Wasserstoffatome im Körper als Antwort auf ein von außen erzeugtes hohes Magnetfeld meßbare Signale aus, woraus sich wiederum Bilder des Körpers zusammensetzen lassen. Die Kernspintomographie ist in einigen Bereichen den anderen Untersuchungsverfahren überlegen, in anderen Bereichen unterlegen.

Killerzellen: Bestimmte, bei der spezifischen Immunabwehr beteiligte Zellen, die in der Krebsabwehr eine besondere Rolle spielen sollen.

Kobaltbestrahlung: Geschwulstbestrahlung mit harten Strahlen.

Kontinenz: Fähigkeit, den Urin (Stuhl) zu halten.

Kortison: Ein in der Nebennierenrinde gebildetes Hormon, das viele wichtige Aufgaben im menschlichen Organismus erfüllt.

Krebs-Mehrschritt-Therapie: Die drei Säulen dieser von Manfred von Ardenne propagierten systemischen Therapie sind Überwärmung des gesamten Körpers auf 42 °C, Überzuckerung und gleichzeitige Sauerstofftherapie. Diese in der Fachwelt sehr umstrittene Krebstherapie soll die wärmeempfindlichen Tumorzellen abtöten, wobei durch die Steigerung der Blutzuckerkonzentration der Gärungsstoffwechsel der Krebszellen angeregt wird.

Kryotherapie (Kältetherapie): Eine Behandlung, die häufig bei gutartigen Adenomen, wesentlich seltener jedoch bei Karzinomen angewandt wird. Mit einer speziellen Kältesonde, die an ihrer Spitze die Temperatur in der Prostata auf minus 196 °C absinken läßt, wird die Prostatageschwulst zum Absterben gebracht.

Kur: Früher häufig benutzter Ausdruck für stationäre Heilverfahren, stationäre Rehabilitation oder stationäre Nachsorgemaßnahmen. Stationäre Heilverfahren von Karzinompatienten sollten ausschließlich in »Kurkliniken« mit besonders auf Tumorpatienten ausgerichteten »Kurprogrammen« und speziellem Personal (z.b. Onkologen, Physiotherapeuten, Röntgenärzten, Internisten, Diätberatern etc.) durchgeführt werden.

kurative Therapie: Auch potentiell kurative Therapie genannt. Im Gegensatz zur palliativen Therapie oder zur symptomatischen Therapie steht bei ihr als Ziel die Heilung im Vordergrund der Maßnahmen. Bei ihr werden gelegentlich sehr aggressive, d.h. belastende Behandlungen eingesetzt, um alle Krebszellen zu vernichten und eine Heilung erzielen zu können. Für den Patienten kann das bedeuten, daß er erhebliche akute oder auch chronische Nebenwirkungen in Kauf nehmen muß.

latentes Prostatakarzinom: Auch Pathologenkrebs genannt. Zu Lebzeiten bleibt dieser Tumor meist unentdeckt und macht keinerlei Beschwerden. Er wird allenfalls zufällig (z.B. von Pathologen bei der Autopsie) festgestellt. Die Häufigkeit latenter Prostatakarzinome nimmt mit dem Alter zu.

Leukopenie: Verminderung der Zahl der weißen Blutkörperchen (Leukozyten) im Blut.

LH-RH-Analoga: Antihormonal wirkende Substanzen. Sie blockieren den Regelkreis der Geschlechtshormone auf der Ebene der Hirnanhangsdrüse. Die Hirnanhangsdrüse (Hypophyse) produziert u.a. ein sogenanntes LHR-Hormon, das beim Mann die Bildung des Sexualhormons Testosteron beeinflußt. Die LH-RH-Analoga bewirken eine Hemmung der Bildung von männlichen Geschlechtshormonen, was praktisch einer »chemischen Kastration« gleichkommt. Die Therapie mit LH-RH-Analoga ist somit eine Alternative zur Hodenentfernung (Orchiektomie) in der Behandlung des fortgeschrittenen Prostatakarzinoms.

Libido: Sexualtrieb.

lokal: Örtlich, auf bestimmte Abschnitte des Körpers beschränkt. Der Gegensatz hierzu lautet systemisch oder disseminiert.

Lokalrezidiv: Erneutes Auftreten eines Tumors an der – schon ehemals – behandelten Stelle. Der Gegensatz hierzu ist das Fernrezidiv, auch Metastase genannt.

Luteinisierendes Hormon (LH): Hormon, das von der Hirnanhangsdrüse ausgeschieden wird und in den Keimzellen den Anstoß zur Produktion männlicher Geschlechtshormone gibt.

Lymphknoten: Die Lymphknoten sind ein wichtiger Teil der Lymphwege. In diesem System stellen sie eine Art Filter für den Lymphabfluß dar.

Lymphödem: Stauung der Lymphe, z.B. im Bein, aufgrund einer Abflußbehinderung der Lymphe. Ursache ist häufig die operative Entfernung der Lymphknoten und/oder die Bestrahlung.

Lymphographie: Röntgenkontrastdarstellung der Lymphknoten.

Lymphozele: Eine Komplikation, die gelegentlich nach radikaler Entfernung der Beckenlymphknoten auftreten kann. Es kommt hierbei zu einer Erweiterung der Lymphwege und einem möglichen Stau der Lymphe.

Lymphozyten: Blutzellen, die die Abwehr von Krankheiten und Fremdstoffen – wozu auch Tumorgewebe gehört – zur Aufgabe haben. Es gibt zahlreiche, teilweise sehr unterschiedliche Aufgaben in der Immunabwehr, die von unterschiedlichen lymphozytären Untergruppen (lymphozytären Subpopulationen) erfüllt werden.

Magnetresonanztomographie (NMR): Siehe Kernspintomographie.

Makrophagen: Auch Freßzellen genannt. Es handelt sich um eine besondere Form der weißen Blutkörperchen, die in der spezifischen Immunabwehr eine besondere Rolle spielen.

Mastodynie: Schmerzhaftes Anschwellen der Brustdrüse.

Metastasen: Tochtergeschwülste, die durch Verschleppung von Geschwulstzellen fern vom Ursprungsherd an einer anderen Körperstelle entstehen. Die Ausbreitung von Prostatakarzinomzellen (Metastasierung) aus dem ursprünglichen Krankheitsherd erfolgt vorwiegend über die Blut- und die Lymphbahnen in Skelett und Lunge.

Mikrocurie: Einheit der Radioaktivität. Maß für die Stärke der radioaktiven Wirkung.

Miktion: Natürliche Harnentleerung der Blase.

Monoklonale Antikörper: Mit Hilfe der Gentechnologie hergestellte, hochspezifische Antikörper. Diese können sowohl in der Erkennung als auch neuerdings in der Therapie benutzt werden.

Nachsorge: Unter Nachsorge versteht man alle diejenigen diagnostischen und therapeutischen Maßnahmen, die im Anschluß an die abgeschlossene Primärbehandlung durchgeführt werden. Zielsetzung, Planung und Durchführung der Prostatakrebsnachsorge unterscheiden sich erheblich, je nachdem, ob und welche Therapien durchgeführt wurden, wie alt der Patient ist, wie ausgedehnt der Tumor war etc. Die Nachsorgebetreuung sollte von besonders erfahrenen Ärzten koordiniert und durchgeführt werden.
Man unterscheidet die ambulante und die stationäre Nachsorge. Unter stationärer Nachsorge versteht man die Anschlußheilbehandlung (AHB), später stationäre Heilverfahren und Kuren. Die stationäre Nachsorge (siehe Rehabilitation) ist ein Bindeglied zwischen stationärer und ambulanter Weiterbetreuung. Spätestens in der stationären Nachsorge sollten alle medizinischen, psychischen, sozialen und beruflichen Rehabilitationsmaßnahmen eingeleitet werden, die dann ambulant weitergeführt werden müssen. Prostatakrebspatienten sollten nur in Nachsorgekliniken betreut werden, die über besondere Erfahrungen in der Prostatakrebsnachsorge verfügen.

Neoplasma: Viele Ärzte gebrauchen diesen Begriff gleichbedeutend mit malignem Tumor (auch Karzinom oder Malignom genannt). Er ist also eine Umschreibung für eine bösartige Wucherung.

NMR: Siehe Kernspintomographie.

nuklearmedizinische Untersuchung: Ein Untersuchungsverfahren zur Feststellung krankhafter Veränderungen der unterschiedlichsten Körpergewebe. Hierbei werden radioaktive Mittel gespritzt, die sich in dem untersuchten Gewebe anreichern. Die Strahlenbelastung ist im allgemeinen gering, häufig sogar noch geringer als bei Röntgenuntersuchungen.

Nykturie: Verstärkte Harnbildung bzw. vermehrtes Wasserlassen während der Nacht.

Obstruktion: Verengung der ableitenden Harnwege.

Ödem: Schwellung durch Flüssigkeitsansammlung.

Östrogene: Weibliche Geschlechtshormone.

Onkologen: Bezeichnung für Ärzte, die sich auf die Behandlung von Krebserkrankungen spezialisiert haben. Manche unterscheiden den internistischen, den chirurgischen, den gynäkologischen, den urologischen und den strahlentherapeutischen Onkologen.

Onkologie: Lehre von den Geschwülsten und deren Therapiemöglichkeiten mit Medikamenten, Operation, Strahlentherapie oder physikalischen Maßnahmen.

Orchiektomie: Operative Entfernung der Hoden.

palliative Therapie: Eine krebshemmende Therapie, die vorrangig auf die Erhaltung bzw. Verbesserung der Lebensqualität abzielt. Sie ist zu unterscheiden von der kurativen Therapie, die primär die Heilung zum Ziel hat.

Papaverintest: Auch Schwellkörper-Autoinjektionstest genannt. Die Gliedsteife (Erektion) kann durch Injektion von Papaverin in die Schwellkörper untersucht werden. Beginn, Dauer und Winkel der Erektion lassen Rückschlüsse auf den Grad einer organischen bzw. psychogenen Impotenz zu.

Paramedizin: Im Gegensatz zur Schulmedizin offiziell nicht anerkannte medizinische Maßnahme, da ihre Wirksamkeit mit naturwissenschaftlichen Methoden nicht nachzuweisen ist. Die Kosten dieser paramedizinischen Behandlungen werden zumeist von den Krankenkassen nicht erstattet.

Phosphatase, alkalische: Enzym, das bei Knochenerkrankungen – so auch bei Knochenmetastasen – erhöht ist.

Phytotherapie: Behandlung mit Medikamenten pflanzlicher Herkunft.

Polyurie: Häufiger Harndrang.

Pollakisurie: Drang zum häufigen Wasserlassen ohne vermehrte Urinausscheidung.

Potenz: Vermögen und Fähigkeit, den Geschlechtsakt auszuüben.

Prognose: Zukunftsaussichten; voraussichtlicher Krankheitsverlauf.

Progression: Fortschreiten der Krankheit.

Prophylaxe: Verhütung von Krankheiten; Vorbeugung gegen Krankheiten.

Prostatahyperplasie: Vergrößerung des inneren Prostatagewebes. Ursache der Prostatahyperplasie ist ein Adenom, eine gutartige Geschwulst, die von den Schleimdrüsen der Harnröhre ausgeht und primär mit der Prostatadrüse eigentlich nichts zu tun hat. Dieses Adenom ähnelt dem Myom der Gebärmutter bei den Frauen. Die Geschwulst behindert nicht selten den Abfluß der Drüsenabsonderung. Als Folge treten Entzündungen, Prostatasteine und Erweiterung der Drüsenhohlräume mit vereinzelten Höhlenbildungen auf. Häufig wird auch die sexuelle Funktion beinträchtigt. Wenn durch die Prostatahyperplasie eine Harnabflußstörung verursacht wird, muß operativ oder medikamentös behandelt werden.

Prostataloge: Nach Prostatektomie verbleibende Wundfläche.

Prostataphosphatase: Enzym, das vom Prostatagewebe ausgeschieden wird und sich unter Umständen auch im Blut nachweisen läßt. In der Nachsorge von Prostatapatienten gilt dieses Enzym als Tumormarker, da es beim Rezidiv erhöht sein kann.

Prostataspezifisches Antigen (PSA): In der Prostatakarzinomnachsorge zum Rezidivausschluß und als Verlaufsparameter am häufigsten benutzter Tumormarker. Man unterscheidet freies und proteingebundenes PSA. Beim Prostatakarzinom steigt besonders das proteingebundene PSA an.

Prostatektomie: Teilweise oder radikale Entfernung der Prostata.

Prostatitis: Entzündung der Prostata. Man unterscheidet eine akute von einer chronischen Prostatitis.

PSA: Siehe Prostataspezifisches Antigen.

Psychosomatik: Krankheitslehre, die die Beziehung zwischen seelischen Vorgängen und körperlichen Funktionen berücksichtigt.

Radikaloperation: Totale Entfernung einer Krebsgeschwulst.

Rehabilitation: Zusammenfassung aller medizinischen, psychischen, sozialen und beruflichen Maßnahmen, die eine Eingliederung des Krebserkrankten in Familie, Gesellschaft, Arbeit und Beruf zum Ziel haben. Die Rehabilitationsmaßnahmen sollen dem Rehabilitanden dabei behilflich sein, mit den infolge der Krebserkrankung und der Therapie entstehenden neuen Problemen besser zurechtzukommen.

rektal: Zum Mastdarm (Rektum) gehörend.

Remission: Rückbildung des Tumors. Von kompletter Remission spricht man, wenn alle Symptome und Hinweise auf den Tumor verschwunden sind. Der Arzt kann mit seinen Untersuchungsmethoden den Tumor bei einer kompletten Remission nicht mehr nachweisen. Bei einer teilweisen (partiellen) Remission sind nicht alle, aber viele Beschwerden und Tumorzeichen nach der Therapie beseitigt. Man kennt auch sogenannte Spontanremissionen. Hiervon spricht man, wenn die Tumoren bzw. Tumorbeschwerden ohne Behandlung verschwunden sind. Von solchen Spontanremissionen wird zwar selten, aber immer wieder berichtet.

reversibel: Umkehrbar, im Gegensatz zu irreversibel (nicht mehr umkehrbar bzw. nicht reparabel).

Rezidiv: Erneutes Auftreten einer Krebsgeschwulst nach vorhergegangener Behandlung. Das Rezidiv kann auf die Prostataregion beschränkt sein (Lokalrezidiv), aber auch in den umliegenden Lymphknoten (lokoregionär) oder an einer anderen Körperstelle lokalisiert sein. Im letzteren Falle spricht man von Metastasen.

Sarkom: Bösartige Geschwulst, die vom Bindegewebe ausgeht.

Sauerstoff-Mehrschritt-Therapie: Von Anhängern der »biologischen Therapien« empfohlene Behandlung, die auf einem Überangebot an Sauerstoff beruht. Die von dem Physiker Manfred von Ardenne entwickelte und auf den naturwissenschaftlichen Überlegungen von Warburg basierende Therapie gibt es inzwischen in zahlreichen Varianten. Ein lebensverlängernder Effekt konnte bislang nicht bewiesen werden.

Saugbiopsie: Gewebeentnahme durch eine Sonde, Kanüle etc. unter Soganwendung.

Seeds: Samenkörnchen. Kleine radioaktive Strahler, die bei der Brachytherapie in die tumorbefallene Prostata eingepflanzt werden.

Sentinellymphknoten: Auch Wächterlymphknoten genannt, weil er in über 90 % aller Fälle bei der lymphogenen Ausbreitung des Prostatakarzinoms als erster Lymphknoten befallen ist. Seine Entfernung und feingewebliche Untersuchung gibt dem Chirurgen darüber Auskunft, ob noch weitere Lymphknoten entfernt werden müssen. Um die Lokalisation des Sentinellymphknotens zu ermitteln, wird vor der Operation eine Lymphabflußszintigraphie vorgenommen.

Schwellkörper-Autoinjektionstherapie (SKAT): Siehe Papaverintest.

Simonton-Methode: Von dem amerikanischen Arzt SIMONTON für Krebspatienten entwickelte Methode zur Entspannung, Angstbekämpfung und »Steigerung der körpereigenen Abwehrkräfte«. Die Betroffenen sollen sich im Zustand tiefer Entspannung bildhaft vorstellen, wie sich die Abwehrzellen auf den Tumor stürzen. Durch diese mentale Vorstellung sollen die Wechselwirkungen zwischen Seele, Geist und Körper positiv beeinflußt werden.

Sitosterin: Wirkstoff einer amerikanischen Pflanze, der zur Behandlung des Prostataadenoms eingesetzt wird.

SKAT: Siehe Schwellkörper-Autoinjektionstherapie.

Skelettkomplikationen: Folgen der metastasebedingten Knochenzerstörung wie z. b. Schmerzen, Knochenbrüche, Rückenmarksquetschung mit der Gefahr der Querschnittslähmung und Kalziumvergiftung.

Sonographie: Untersuchungsmethode mit Hilfe energiereicher Schallwellen. Durch sie können Gewebeveränderungen z. B. von Leber, Nieren, Bauchspeicheldrüse und Prostata festgestellt werden. Die Sonographie wird auch gerne zur gezielten Punktion von Gewebe benutzt. Es handelt sich um eine weitgehend schmerzlose und komplikationslose Untersuchungsmethode, die sehr aussagekräftig ist. Man unterscheidet eine Sonographie vom Enddarm her (Rektumsonographie), auch Endosonographie oder transrektale Sonographie genannt, von einer Sonographie, die durch die Bauchdecke hindurch erfolgt. Mit letzterer können vorwiegend Leber, Niere und Milz sowie Beckenlymphknoten beurteilt werden, wohingegen mit der Endosonographie vorrangig die Prostata, die Prostataloge und das in direkter Nähe liegende Gewebe besser beurteilt werden können.

Sphinkter: Schließmuskel. Im Bereich der Blase/Harnröhre unterscheidet man einen inneren und einen äußeren Schließmuskel. Der innere Schließmuskel kann im Gegensatz zum äußeren nicht willkürlich gesteuert werden. Er ist nach einer Prostataoperation meist beschädigt und nicht mehr funktionsfähig. Der äußere Schließmuskel muß dann die gesamte Arbeit übernehmen, was ihm am Anfang nicht gelingt. Die Folge ist eine Streßinkontinenz.

Stenose: Verengung, z. B. der Harnröhre.

Strahlenfibrose: Krankhafte Bindegewebsvermehrung als Strahlenfolge.

Strahlentherapie: Anwendung von energiereichen Strahlen zur Behandlung von Krankheiten, z. B. zur Geschwulstbehandlung. Man unterscheidet mehrere Arten von Strahlentherapie, so die Röntgentherapie, die Telekobalttherapie, die Neutronentherapie, die Afterloadingtherapie.

Striktur: Einengung infolge von Entzündung, Narben oder Tumor.

Symbioselenkung: Von Anhängern der »biologischen Therapien« geprägter Begriff, der eine »Reharmonisierung der Lebensgemeinschaft zwischen dem Menschen und den Bakterien seines Magen-Darm-Traktes« beinhaltet. Die Abwehrkräfte des Körpers sollen angeblich hierdurch angeregt und verbessert werden. Die Symbioselenkung wird durch Änderung der Lebensweise, Vermeidung von Umweltbelastungen und geringeren Verbrauch von Medikamenten und Genußmitteln, die das harmonische Gleichgewicht zwischen Mensch und Mikroben im Darm zerstören könnten, erreicht. Zur Stimulierung des Immunsystems werden »Gesundheitsbakterien« über Nase oder Mund verabreicht. Bei einer anderen Therapieform werden sogenannte Autovakzine aus Urin oder Kot des Patienten hergestellt und mit dem Mund aufgenommen oder unter die Haut gespritzt oder eingerieben.

Szintigraphie: Die Szintigraphie gibt die räumliche Verteilung einer radioaktiven Substanz an, die z.b. von der Leber (Leberszintigraphie), vom Knochen (Skelettszintigraphie) oder den Lymphabflußwegen (Lymphabflußszintigraphie) aufgenommen und gespeichert wurde. Die Art und Dichte der Verteilung gibt Aufschluß über krankhafte Veränderungen der jeweiligen Organe. Szintigraphie-Untersuchungen können so zur Suche von Tumorabsiedlungen z.B. im Skelett dienen.

Tefloninjektion: Kunststoffaufschwemmung zur Behandlung von Inkontinenz (örtliche Einspritzung).

Tenesmen: Krankhafter Harn- oder Stuhldrang.

Testosteron: Männliches Geschlechtshormon.

T-Lymphozyten: Zusammen mit den B-Lymphozyten für die Immunabwehr wichtige Zellen. Es gibt mehrere Arten von T-Lymphozyten.

TNM-System: Klassifikation der Tumoren je nach Größe und Ausdehnung des Tumors (T), der befallenen oder nicht befallenen Lymphknoten (N) und anderer Organe (M).

transurethral: Weg durch die Harnröhre in die Blase.

transurethrale Prostatektomie (TURP): Entfernung von Prostatagewebe durch die Harnröhre hindurch, so daß auf einen Bauchschnitt verzichtet werden kann.

Tumormarker: Im Blut oder im Gewebe nachweisbare Eiweißstoffe, die bei Tumorwachstum erhöht sein können. Eine Erhöhung der Tumormarker kann, muß aber nicht auf Tumorwachstum hinweisen. Auch sind die Tumormarker häufig erst ab einer bestimmten Tumorgröße im Blut nachweisbar. Normale Tumormarkerwerte schließen eine Wiedererkrankung also nicht aus.

Tumornachsorge: Maßnahmen im Anschluß an die Operation. Sie bestehen sowohl aus Hilfen, um besser mit den Folgen der Erkrankung zurechtzukommen, als auch aus vorsorgenden Maßnahmen zur Verhinderung der Wiedererkrankung und schließlich auch aus Maßnahmen zur Früherkennung einer Wiedererkrankung.

TUR: Transurethrale Resektion. Im Gegensatz zur offenen radikalen Prostatektomie erfolgt die Entfernung der Geschwulst von der Harnröhre her.

Ultraschalluntersuchung: Siehe auch Sonographie. Man unterscheidet eine Abdomen-, Leber-, Schilddrüsen-, Mamma- und Dopplerultraschalluntersuchung. Es handelt sich um Untersuchungen, die die in den Organen und Geweben unterschiedlichen Reflexionen elektromagnetischer Wellen ausnutzen und die in der Tumornachsorge vorrangig zur Früherkennung von Rezidiven eingesetzt werden. Bislang wurden keinerlei schädliche Auswirkungen dieser in der Tumornachsorge sehr gebräuchlichen Untersuchungsmethoden festgestellt.

Urämie: Harnvergiftung.

Ureter: Harnröhre.

Ureteroskopie: Harnleiter-/Nierenspiegelung.

Urethroskopie: Endoskopische Untersuchung der Harnröhre.

Urinal: Form der Urinableitung, die ausschließlich bei Männern zum Einsatz kommt. Dabei wird am Penis ein Kondom befestigt, das mit einem Urinauffangbeutel verbunden ist.

Uroflow, Urodynamik: Harnflußmessungen, die dazu dienen, die (Dys-) Funktion der unteren Harnwege aufzudecken.

Urogramm: Röntgenkontrastdarstellung der Harnwege.

Vitamine: Lebenswichtige Spurenelemente. Es gibt Hinweise dafür, daß insbesondere Vitamin C und die Vorstufe des Vitamin A (Karotin) vor einer bösartigen Entartung der Körperzellen schützen helfen. Vitamin A soll die Zelloberfläche vor dem Einwirken krebserregender Substanzen schützen. Zur Entartung neigende Zellen sollen sich nach Vitamin-A-Gaben wieder »normalisieren« können.

Wachstumsfaktoren: Gentechnologisch hergestellte Zytokine, die – wie z. B. der Granulocyte colony stimulating factor = GCSF – zur Verminderung und Abkürzung der zytostatisch bedingten Knochenmarkschäden eingesetzt werden.

Whitmore-Klassifikation: Sie dient – ähnlich der TNM-Klassifikation – der Einteilung der Prostatakarzinome je nach Größe und Ausdehnung des Tumors.

Zystitis: Entzündung der Blase.

Zytokine: Polypeptide mit hormonähnlichem Charakter, die der interzellulären Kommunikation und Aktivierung einer Vielzahl verschiedener Zellen des blutbildenden oder immunbildenden Systems dienen. Zu den Zytokinen zählen z. B. die Interferone, das Interleukin, der Tumor-Nekrosefaktor, Erythropoetin und die Wachstumsfaktoren.

Zytologische Untersuchung: Untersuchung einzelner Zellen, z. B. der Harnblasenzellen oder der bei einer Feinnadelbiopsie von Prostatagewebe gewonnenen Zellen.

Zytostatika: Chemische Mittel zur Hemmung des Tumorwachstums. Einige Zytostatika greifen die Tumorzellen direkt an, andere verhindern nur deren Vermehrung. Zytostatika, die nur die Tumorzellen angreifen und gesunde Zellen schonen, gibt es noch nicht. Die Nebenwirkungen können je nach Zytostatikum völlig unterschiedlich sein, d. h. unterschiedliche Organe betreffen. Zumeist ist besonders wachstumsaktives Gewebe betroffen, so z. B. die Haare, das Knochenmark oder die Darmschleimhaut. Viele dieser »unerwünschten Nebenwirkungen« verschwinden beim Absetzen des Zytostatikums; manchmal treten Nebenwirkungen jedoch erst lange Zeit nach Absetzen auf. Aufgabe der Nachsorge ist es u. a., derartige Nebenwirkungen möglichst frühzeitig zu erkennen und zu behandeln.

Adressen

Arbeiterwohlfahrt Bundesverband e.V., Oppelner Str. 130, 53119 Bonn, Telefon 02 28/6 68 50

Arbeitsgemeinschaft für Krebsbekämpfung im Lande Nordrhein-Westfalen, Universitätsstr. 140, 44799 Bochum, Telefon 02 34/3 04 79 08, Internet: http://www.argekrebsnw.de

Arbeitsgemeinschaft für urologische Onkologie, Urologische Klinik, Universitätsklinikum Benjamin Franklin, Hindenburgdamm 30, 12200 Berlin, Telefon 0 30/84 45-25 75

Bundesarbeitsgemeinschaft »Hilfe für Behinderte«, Kirchfeldstr. 149, 40215 Düsseldorf, Telefon 02 11/3 10 06-0

Bundesarbeitsgemeinschaft Prostatakrebs Selbsthilfe e.V. (BPS), Egestorfer Str. 3, 30989 Gehrden, Telefon 0 51 08/92 66 46, Fax 0 51 08/92 66 47, E-Mail: wolfgang.petter@t-online.de

Bundesverband Selbsthilfe Körperbehinderter e.V., Postfach 20, 74236 Krautheim/Jagst, Telefon 0 62 94/6 81 10

Bundesversicherungsanstalt für Angestellte, Ruhrstr. 2, 10709 Berlin, Telefon 08 00/3 33 19 19, Internet: http://www.bfa.berlin.de

Bundeszentrale für gesundheitliche Aufklärung, Ostmerheimerstr. 220, 51109 Köln, Telefon 02 21/89 92-0

Deutsche Krebsgesellschaft e.V., Geschäftsstelle: Steinlestr. 6, 60596 Frankfurt a.M., Telefon 0 69/6 30 09 60, Internet: http://www.krebsgesellschaft.de

Deutsche Krebshilfe e.V., Thomas-Mann-Str. 40, 53111 Bonn, Telefon 02 28/72 99 00, Härtefond: Telefon 02 28/7 29 90-94, Informationsdienst: Telefon 02 28/7 29 90-95, E-Mail: deutsche@Krebshilfe.de, Internet: http://www.krebshilfe.de

Fatigue Informations-Telefon, Telefon 0 62 21/42 43 44

Forum Prostata, Deutsches Grünes Kreuz, Am Schuhmarkt 4, 35037 Marburg, Telefon 0 64 21/29 30

»Gesamtprogramm zur Krebsbekämpfung« des Bundes, Postfach 200220, 53132 Bonn, Telefon 02 28/9 30-0

Gesellschaft für Biologische Krebsabwehr, Postfach 102549, 69015 Heidelberg, Telefon 0 62 21/1 38 02-0

Gesellschaft für Inkontinenzhilfe e. V., Friedrich-Ebert-Str. 124, 34119 Kassel, Telefon 05 61/78 06 04

Gesprächsgruppe für Männer nach urologischen Erkrankungen, Martin Blumenschein, Kranichweg 12, 73434 Aalen

Hilfe für inkontinente Personen e. V., Postfach 111322, 40513 Düsseldorf, Telefon 02 11/59 21 27

Interessengruppe für Prostata-Operierte, Reichssportfeldstr. 16/1024, 14055 Berlin, Telefon 0 30/3 04 49 45

Krebsinformationsdienst (KID), Postfach 101949, Im Neuenheimer Feld 280, 69120 Heidelberg, Telefon 0 62 21/41 01 21, Internet: http://www.krebsinformation.de

Malteser Telefon, Telefon 02 21/34 10 11

Psychosoziale Beratungsstelle für Krebskranke und Angehörige Selbsthilfe Krebs e. V., Albrecht-Achilles-Str. 65, 10709 Berlin, Telefon 0 30/8 91 40 49

Psychosoziale Nachsorgeeinrichtung und Fortbildungsseminar an der Chirurgischen Universitätsklinik Heidelberg, Im Neuenheimer Feld 155, 69120 Heidelberg, Telefon 0 62 21/56 27 27

Selbsthilfe Krebs, Albrecht-Achillesstr. 59, 10709 Berlin, Telefon 0 30/8 91 40 49

Selbsthilfegruppe Prostatakrebs, E-Mail: wolfgang.petter@t-online.de

Verband Deutscher Rentenversicherungsträger, Eysseneckstr. 55, 60322 Frankfurt am Main, Telefon 0 69/15 22-0, Internet: http://www.vdr.de

Internetadressen

http://www.ncsd.de/prostatakarzinom/loadgross.html (Überblick über die verschiedenen Therapieoptionen)

http://www.krebsinfo.de/ki/daten/prostata/prostata_dat.html (aktuelle Daten zum Prostatakarzinom)

http://www.leben-mit-prostatakrebs.de (Informationen zu Diagnostik und Therapie. Kostenloser Online-Expertenrat)

http://www.bebig.de (Informationen zu Prostatakrebs und Seed-Implantation)

http://www.dkfz.de (Patienteninformationen)

http://www.isg-info.de (Informationszentrum für Sexualität und Gesundheit)

http://www.takeda.de/prostata/home.htm (gesponsert von der Arzneimittelfirma Takeda; informiert über Anatomie und Physiologie der Prostata, über Selbsthilfegruppen, über Therapiefolgen; enthält ein Patientenlexikon)

http://www.prostata.de/ (Webseite der Arzneimittelfirma Takeda)

http://www.prostatakrebse.de (Deutsche Prostatakrebshilfe, KISP)

http://www.prostate.net/ (Seiten des Endeavour Health Care Center)

http://www.ameripros.org/ (Internetdomain der American Prostate Society)

http://www.med.uni-muenchen.de/tzm/empfehlung/uro/S1.HTM (Leitlinien der Universität München zum Prostatakrebs)

http://www.meb.uni-bonn.de/cancernet/deutsch/201229.html (Leitlinien der Uni Bonn zum Prostatakrebs)

http://www.prostatakrebs-bps.de (Bundesverband Prostatakrebs Selbsthilfe e.V.)

http://www.krebsinformation.de (Krebsinformationsdienst)

http://www.ksid.de (Informationsdienst Krebsschmerz)

Literaturauswahl

Ärztlicher Arbeitskreis Sterbebegleitung bei der Ärztekammer Westfalen-Lippe in Zusammenarbeit mit der Hospizbewegung Münster e.V.: Patientenverfügung und Vorsorgevollmacht – Ein Leitfaden für Patienten und Angehörige; kostenlos zu beziehen über die Ärztekammer Westfalen-Lippe, Gartenstraße 210–214, 48147 Münster

Bayerisches Staatsministerium für Arbeit und Sozialordnung, Familie, Frauen und Gesundheit: Zuhause pflegen – Zuhause gepflegt werden. Ein Ratgeber; kostenlos zu beziehen über Bayerisches Landesamt für Versorgung und Familienförderung, Sachgebiet III 3, Postfach 401140, 80711 München

Bohnhorst, B.: Laß mich los – aber nicht allein. Ein Ratgeber zur Sterbebegleitung. Fischer Taschenbuch, Frankfurt (1997)

Bundesministerium für Arbeit und Sozialordnung: Die Pflegeversicherung; kostenlos zu beziehen über das Bundesministerium für Arbeit und Sozialordnung, Referat Information, Publikation, Redaktion, Postfach 500, 53105 Bonn

Bundesministerium für Arbeit und Sozialordnung: Ratgeber für Behinderte; kostenlos zu beziehen über das Bundesministerium für Arbeit und Sozialordnung, Referat Information, Publikation, Redaktion, Postfach 500, 53105 Bonn

Bundesministerium für Gesundheit: Ihr gutes Recht; kostenlos zu beziehen über das Bundesministerium für Gesundheit, Referat Öffentlichkeitsarbeit, Am Propsthof 78a, 53121 Bonn

Delbrück, H.: Ernährung für Krebserkrankte. Rat und Hilfe für Betroffene und Angehörige. Kohlhammer, Stuttgart (1999)

Delbrück, H.: Krebsnachbetreuung. Nachsorge, Rehabilitation und Palliation. Springer, Heidelberg (2003)

Delbrück, H.: Krebsschmerz. Rat und Hilfe für Betroffene und Angehörige. Kohlhammer, Stuttgart (1993)

Deutsche Angestellten-Krankenkasse: Ihre Rechte als Patient; kostenlos zu beziehen über die Deutsche Angestellten-Krankenkasse, Postfach 101444, 20009 Hamburg

Deutsche Gesellschaft für Palliativmedizin/Bundesarbeitsgemeinschaft Hospiz/Deutsche Gesellschaft zum Studium des Schmerzes: Palliativmedizin 2000 – Stationäre und ambulante Palliativ- und Hospizeinrichtungen in Deutschland; kostenlos zu beziehen über Mundipharma GmbH Schmerz-Service, Postfach 1350, 65533 Limburg (Lahn)

Deutsche Krebsgesellschaft: Alternative Behandlungsmethoden; kostenlos zu beziehen über die Deutsche Krebsgesellschaft e.V., Steinlestr. 6, 60596 Frankfurt am Main

Deutsche Krebsgesellschaft: Fatigue – so können Sie mit Müdigkeit bei Krebs umgehen; kostenlos zu beziehen über die Deutsche Krebsgesellschaft e.V., Steinlestr. 6, 60596 Frankfurt am Main

Deutsche Krebsgesellschaft: Nebenwirkungen der Krebstherapie – so kann man sie lindern; kostenlos zu beziehen über die Deutsche Krebsgesellschaft e.V., Steinlestr. 6, 60596 Frankfurt am Main

Deutsche Krebsgesellschaft: Therapie-Studien – dafür sind sie gut; kostenlos zu beziehen über die Deutsche Krebsgesellschaft e.V., Steinlestr. 6, 60596 Frankfurt am Main

Deutsche Krebshilfe: Hilfen für Angehörige; kostenlos zu beziehen über die Deutsche Krebshilfe e.V., Thomas-Mann-Straße 40, 53111 Bonn

Deutsche Krebshilfe: Krebsschmerzen wirksam bekämpfen; kostenlos zu beziehen über die Deutsche Krebshilfe e.V., Thomas-Mann-Straße 40, 53111 Bonn

Deutsche Krebshilfe: Wegweiser zu Sozialleistungen; kostenlos zu beziehen über die Deutsche Krebshilfe e.V., Thomas-Mann-Straße 40, 53111 Bonn

Deutsche Leukämie- und Lymphom-Hilfe/Hoffmann-LaRoche (Hrsg.): Soll ich bei einer Therapiestudie mitmachen? – Therapiestudien in der Hämatoonkologie. Broschüre kostenlos zu beziehen über die Deutsche Leukämie- und Lymphom-Hilfe e.V., Thomas-Mann-Straße 40, 53111 Bonn

Füsgen, I.: Harninkontinenz. TRIAS Thieme Hippokrates Enke, Stuttgart (1994)

Hanseatische Krankenkasse: Ihr Recht als Patient; kostenlos zu beziehen über die HEK-Hanseatische Krankenkasse, Wandsbeker Zollstraße 82–90, 22041 Hamburg

Hartlapp, H., P. Zettl: Krebs und Sexualität. Ein Ratgeber für Krebspatienten und ihre Partner. Weingärtner Verlag, St. Augustin (1996)

Höffken, K., U. Wedding, W. Budach, W. Höltl: Prostatakarzinom. In: H. J. Schmoll, K. Höffken, K. Possinger (Hrsg.): Kompendium Internistische Therapie. Springer, Heidelberg, 3. Auflage (1999)

Kaiser, G. et al.: Unkonventionelle, alternative Heilverfahren in der Onkologie. Der Internist 11, 1159–1167 (1998)

Kastner, W., C. G. Ross: Sterben und Steuern, Leitfaden durch das Erbschafts-, Steuer- und Schenkungssteuerrecht; zu beziehen über DGE-Geschäftsstelle, Simrockallee 27, 53173 Bonn

Kleeberg, U.: Ambulante Tumortherapie – Ein Ratgeber für Patienten und Angehörige. Thieme, Stuttgart (1997)

LeShan, L.: Diagnose Krebs, Wendepunkt und Neubeginn. Klett-Cotta, Stuttgart (1998)

LeShan, L.: Psychotherapie gegen den Krebs. Über die Bedeutung emotionaler Faktoren bei der Entstehung und Heilung von Krebs. Klett-Cotta, Stuttgart (1999)

Lukas, E.: Psychotherapie in Würde. Sinnorientierte Lebenshilfe nach Viktor E. Frankl. Psychologie Verlagsunion, Weinheim (1994)

Olschewski, A.: Progressive Muskelentspannung. Haug-Verlag, Heidelberg (1996)

Prang, M. D.: Ärztelatein im Klartext – Was Ärzte ihren Patienten nicht sagen. Der Ratgeberverlag, Hamburg (2000)

Schmidt, M.: Guter Rat zur Pflegeversicherung. Alle wichtigen Rechtsfragen zu: Versicherungspflicht, Beitragsbemessung, Pflegeleistung. Beck-DTV, München (2000)

Schmoll, H. J., K. Höffken, K. Possinger: Kompendium Internistische Onkologie. Springer, Heidelberg, 3. Auflage (1999)

Schweizerische Krebsliga: Die Radioonkologie. Eine Broschüre für Patientinnen und Patienten; kostenlos zu beziehen über die Schweizerische Krebsliga, Postfach 8219, Ch-3001 Bern

Simonton, O. C.: Auf dem Weg der Besserung – Schritte zur körperlichen und spirituellen Heilung. Rowohlt, Reinbek b. Hamburg (1993)

Stangl, M.-L., A. Stangl: Hoffnung auf Heilung. Seelisches Gleichgewicht bei schwerer Krankheit. Econ-Verlag, Düsseldorf (1999)

Stiftung Warentest (Hrsg.): Die andere Medizin. Handbuch. Nutzen und Risiken sanfter Heilmethoden. Stiftung Warentest Vertrieb, Postfach 810660, 70523 Stuttgart (1996)

Tausch, A.-M.: Gespräche gegen die Angst. Rowohlt, Reinbek b. Hamburg (1997)

Sachregister